# आप और आपका
# थायरॉइड

**By the same author:**

- Diet and Diabetes
- You and Your Diabetes
- Diabetes Quiz Book
- Living with Type 1 Diabetes
- You and Your Thyroid: The Complete Handbook of Managing Thyroid and its Complications
- मधुमेह एवं आपका भोजन
- जीवन मधुमेह के संग
- हृदय रोग और आप: रोग, उपचार एवं सावधानियाँ
- डायबिटीज प्रश्नोत्तरी
- थायरॉइड

---

## लेखक के बारे में

**डॉ. अशोक झिंगन** (जन्म 1949) एम.बी.बी.एस., एम.डी. (मेडिसिन) हैं और दिल्ली डायबिटीज़ रिसर्च सेन्टर, नई दिल्ली के निर्देशक हैं। वे पिछले चालीस वर्षों से डायबिटीज़ (मधुमेह) और थायरॉइड से जुड़ी बीमारियों के क्षेत्र में निरन्तर कार्य कर रहे हैं। उनके कार्य और टीम को तीन गिनीज़ बुक ऑफ वर्ल्ड रिकॉर्ड्स से सम्मानित किया गया है।

वर्तमान में वे बी.एल.के. मैक्स अस्पताल, नई दिल्ली के वरिष्ठ निर्देशक (सीनियर डायरेक्टर), मोटापा और मेटाबॉलिक विभाग में कार्यरत हैं। उन्होंने जयपुर गोल्डन हॉस्पिटल, नेशनल हार्ट इंस्टीट्यूट और प्राइमस हॉस्पिटल, नई दिल्ली में वरिष्ठ सलाहकार (सीनियर कंसल्टेंट) के रूप में भी काम किया है।

डॉ. झिंगन की शिक्षा की शुरुआत मुरैना (म.प्र.) के एक गाँव से हुई। स्कूली शिक्षा के बाद उन्होंने एम.बी.बी.एस. और एम.डी. की डिग्री जी.आर. मेडिकल कॉलेज, ग्वालियर से प्राप्त की। कम उम्र से ही वे अपने पिता से प्रभावित हुए, जो स्वयं एक डॉक्टर थे और समाजसेवा के लिए समर्पित थे। यही उनके जीवन का उद्देश्य बन गया।

डॉ. झिंगन ने डायबिटीज़ के क्षेत्र में समाज में जागरुकता फैलाने के लिए स्वास्थ्य मेले और सेमिनारों का आयोजन किया। उन्होंने थायरॉइड स्वास्थ्य के क्षेत्र में भी महत्त्वपूर्ण योगदान दिया है। उनका काम थायरॉइड हार्मोन की गड़बड़ियों की पहचान और उपचार में सुधार लाने तथा नए इलाज के तरीकों को विकसित करने पर केन्द्रित है।

उनके निरन्तर प्रयासों से एक बड़ा बदलाव आया—अब सीबीएसई परीक्षा में टाइप 1 डायबिटिक बच्चों को परीक्षा के बीच हल्का नाश्ता लेने की अनुमति मिली है। उन्होंने पीयर ग्रुप सपोर्ट (Peer Group Support) की आवश्यकता पर जोर दिया है जिससे डायबिटिक बच्चों में आत्मविश्वास और सफलता की भावना विकसित की जाती है।

डॉ. झिंगन का यूट्यूब चैनल भी बहुत लोकप्रिय है और उनके वीडियों को बड़ी संख्या में लोग देखते हैं। उन्होंने डायबिटीज़ पर कई पुस्तकें लिखी हैं, उन्होंने थायरॉइड पर अंग्रेजी में 'You and your Thyroid' नामक पुस्तक लिखी है, जिसे पाठकों द्वारा खूब सराहा गया है।

आप और आपका

# थायरॉइड

थायरॉइड और उसकी जटिलताओं को
नियंत्रित करने की पूरी हैंडबुक


**डॉ॰ अशोक झिंगन**
M.B.B.S., M.D. (Medicine)
M.A.M.S., F.I.C.A. (USA)
F.I.A.M.S.



**कॉन्सेप्ट पब्लिशिंग कम्पनी प्रा॰ लि॰,**
**नई दिल्ली-110 059**

**ISBN:** 978-93-6344-905-3

First Published 2026

*Published and Printed by*

**Concept Publishing Company Pvt. Ltd.**
A/15-16, Commercial Block, Mohan Garden
New Delhi-110059 (India)
*T*: +91-11-41101460
*E*: publishing@conceptpub.com, *W*: www.conceptpub.com

**Cataloging in Publication**--Courtesy: D.K. Agencies (P) Ltd. <docinfo@dkagencies.com>

**Jhiṅgana, E. Ke. (Aśoka Ke.),** 1949- **author.**
Āpa aura āpakā thāyarôiḍa : thāyarôiḍa aura usakī jaṭilatāoṃ ko maineja karane kī pūrī haiṇḍabuka / Aśoka Jhiṅgana.
pages cm
In Hindi.
English version also published under the title: You and your thyroid : the complete handbook of managing thyroid and its complications.
Handbook of managing thyroid and its complications .
ISBN 9789363449053

1. Thyroid gland--Diseases--Popular works. 2. Thyroid gland--Diseases--Complications. I. Title.

LCC RC655.J45 2026 | DDC 616.44 23

# भूमिका

इस किताब में थायरॉइड स्वास्थ्य के बारे में विस्तार से बताया गया है। इसमें थायरॉइड ग्रंथि (ग्लैंड) की समस्याओं को सरल तरीके से समझाया गया है, जिसे अक्सर लोग ठीक से नहीं समझ पाते।

यह पुस्तक पाठकों को थायरॉइड के बारे में जानकारी देकर उन्हें जागरूक और सक्षम बनाती है। थायरॉइड एक छोटी लेकिन बहुत महत्वपूर्ण ग्रंथि है, जो हमारे शरीर के स्वास्थ्य और शरीर की ऊर्जा पर बड़ा असर डालती है।

इसमें थायरॉइड के कई पहलुओं को समझाया गया है, जैसे थायरॉइड की संरचना (Anatomy), उसका काम (Function), और उससे जुड़ी बीमारियाँ, जैसे हाइपोथायरॉइडिज़्म (थायरॉइड की कार्य-क्षमता में कमी होना), हाइपरथायरॉइडिज़्म (थायरॉइड activity ज़्यादा होना), और ऑटोइम्यून बीमारियाँ, जैसे हाशिमोटो थायरॉइडाइटिस और ग्रेव्स डिजीज (Graves disease)। यह किताब उन सभी के लिए उपयोगी है, जो अपने थायरॉइड के बारे में बेहतर जानकारी चाहते हैं।

मरीजों के अनुभवों और नए शोध के आधार पर, किताब में थायरॉइड की कई ऐसी समस्याओं पर रोशनी डाली गई है, जैसे थकान, वजन में बदलाव, डिप्रेशन (उदासी) और घबराहट (Anxiety)। इसमें डॉक्टरों द्वारा किए जाने वाले परीक्षणों और इलाज के तरीकों को भी सरल भाषा में समझाया गया है।

यह किताब दवाइयों और सर्जरी से लेकर डाइट, व्यायाम और तनाव नियंत्रण जैसे प्राकृतिक उपायों तक सभी प्रकार के इलाज के बारे में स्पष्ट और उपयोगी मार्गदर्शन देती है।

यह किताब सिर्फ थायरॉइड की बीमारी को समझने के बारे में नहीं है— इसका उद्देश्य लोगों को अपनी सेहत व जीवन की गुणवत्ता सुधारने और लंबे समय तक स्वस्थ रहने के लिए प्रेरित करना है।

रोगी को सशक्त बनाने पर ध्यान देते हुए, यह किताब थायरॉइड स्वास्थ्य को बेहतर करने के लिए सरल और स्पष्ट जानकारी प्रदान करती है।

यह किताब पाठकों को अपनी सेहत की जिम्मेदारी खुद लेने और उसे बेहतर बनाने के लिए सही दिशा दिखाती है।

चाहे आपको अभी-अभी थायरॉइड की समस्या का पता चला हो, या आप कई सालों से इसका इलाज करवा रहे हों, या बस इसके बारे में और जानना चाहते हों—"You and Your Thyroid" (आप और आपका थायरॉइड) आपके अच्छे स्वास्थ्य की यात्रा में एक बहुत उपयोगी साथी साबित होगी।

**प्रो. (डॉ.) विनोद कुमार,** *एम.डी.*
चिकित्सक, वृद्धावस्था रोग / वरिष्ठ विशेषज्ञ और एंडोक्रिनोलॉजिस्ट
संरक्षक, इंडियन एकाडेमी ऑफ जेरियाट्रिक्स
पूर्व प्रोफेसर, मेडिसिन विभाग, एम्स, नई दिल्ली

# लेखक की टिप्पणी

आज की तेज़ रफ्तार जिंदगी में हम अपने थायरॉइड ग्रंथि के स्वास्थ्य पर ध्यान नहीं देते, जब तक कि इसमें कोई दिक्कत हमारे जीवन पर बड़ा असर न डाल दे। थायरॉइड आकार में छोटा होता है, लेकिन यह हमारे शरीर में मेटाबॉलिज़्म (Metabolism), ऊर्जा स्तर और संपूर्ण स्वास्थ्य को नियंत्रित करने में बहुत महत्वपूर्ण भूमिका निभाता है। जब थायरॉइड में कोई दिक्कत होती है, तो यह कई तरह के शारीरिक और मानसिक लक्षण पैदा कर सकती है।

मैंने कई वर्षों तक थायरॉइड ग्रंथि और उसके शरीर पर प्रभाव का गहराई से अध्ययन किया है।

इस पुस्तक की सबसे बड़ी विशेषता यह है कि इसमें कठिन चिकित्सीय बातों को सरल और सबके लिए समझने योग्य तरीके से समझाया गया है। चाहे आप एक मरीज हों, देखभाल करने वाले हों या स्वास्थ्य से जुड़े पेशेवर हों—आपको इस पुस्तक में दी गई जानकारी उपयोगी और ज्ञानवर्धक लगेगी। इसमें थायरॉइड की बीमारियों, उनके लक्षणों, जाँच के तरीकों और उपचार के विकल्पों को विस्तार से, लेकिन सरल ढंग से बताया गया है। यह पुस्तक थायरॉइड स्वास्थ्य के लिए समग्र दृष्टिकोण अपनाने पर जोर देती है।

चिकित्सीय जानकारी के अलावा, यह पुस्तक संतुलित जीवनशैली के महत्व को भी बताती है। इसमें पोषण, व्यायाम, तनाव प्रबंधन और

अन्य जीवनशैली से जुड़े पहलुओं पर भी चर्चा की गई है, जो थायरॉइड को स्वस्थ रखने में अहम भूमिका निभाते हैं। इन आसान सुझावों को अगर हम अपने रोजमर्रा के जीवन में अपनाएँ, तो हम बेहतर स्वास्थ्य और जीवन की गुणवत्ता (Quality of life) हासिल कर सकते हैं।

आप जैसे ही थायरॉइड स्वास्थ्य की इस यात्रा का प्रारंभ करते हैं, मेरा ऐसा मानना है कि आप ज्ञान और समझ का भरपूर लाभ उठाएँ।

यह पुस्तक आपके लिए एक मार्गदर्शक बने—जो आपको अपने थायरॉइड को समझने में मदद करे और एक संतुलित व ऊर्जावान जीवन पाने में सहायक बने।

**डॉ. अशोक झिंगन**

# आभार

मैं बहुत से लोगों का धन्यवाद देना चाहूंगा, क्योंकि इस यात्रा में मैं कभी अकेला नहीं था। इस किताब को पूरा करना कई लोगों के सहयोग के बिना संभव नहीं था।

सबसे पहले, मैं अपने दिवंगत माता-पिता डॉ. आर. एन. झिंगन और मेरी माता सावित्री झिंगन का आभारी हूँ। जिन्होंने मुझे सच्चाई, मेहनत, ईमानदारी, करुणा और सहानुभूति के मूल्य सिखाए, जिन्हें मैं आज भी अपने जीवन में अपनाए हुए हूँ।

मेरी पत्नी डॉ. कमलेश झिंगन का आभारी हूँ, विशेष धन्यवाद, जो हमेशा मेरी ताकत का स्तंभ रही हैं। उन्होंने इस पुस्तक के लिए बहुत सहयोग दिया और इसकी प्रूफ रीडिंग भी की है। उनके बिना यह काम पूरा करना कठिन था। मैं अपने बच्चों का भी विशेष धन्यवाद करता हूँ जिन्होंने हमेशा मुझे प्यार और प्रोत्साहन दिया।

मैं दिल्ली डायबिटीज रिसर्च सेंटर की अपनी टीम—डॉ. पदम शर्मा, वरिष्ठ डाइटीशियन प्रीति बजाज, सजी थॉमस, रितिका, शिव कुमार और नितीश का आभार व्यक्त करता हूं, जिन्होंने हर कदम पर सहयोग दिया।

मैं अपने मरीजों का भी विशेष धन्यवाद करता हूँ। जिनके अनुभव और उनकी जीवन कहानियाँ मेरे लिए हमेशा प्रेरणा का स्रोत रही हैं। उनकी हिम्मत और हौसले ने मुझे थायरॉइड स्वास्थ्य को और गहराई से समझने और बेहतर इलाज की दिशा में काम करने की प्रेरणा दी है।

अंत में, मैं जी.आर. मेडिकल कॉलेज, ग्वालियर के अपने शिक्षकों और प्रोफेसरों का आभारी हूँ, जिन्होंने मेरे कैरियर में मेरा मार्गदर्शन किया।

मैं अपने सभी सहकर्मियों का भी दिल से आभारी हूँ जिनकी समझ, सलाह और प्रोत्साहन ने इस पुस्तक की सामग्री को तैयार करने में बहुत मदद की।

अंत में, अपने पाठकों का धन्यवाद करता हूँ कि आपने इस पुस्तक में रुचि दिखाई। मुझे उम्मीद है कि इसमें दी गई जानकारी और सुझाव आपको अपनी थायरॉइड सेहत का ध्यान रखने और एक स्वस्थ तथा संतुष्ट जीवन जीने के लिए प्रेरित करेंगे।

सच्चे आभार सहित,

**डॉ. अशोक झिंगन**

# विषय-सूची

# परिचय

थायरॉइड ग्रंथि एक छोटी तितली के आकार की ग्रंथि होती है, जो गर्दन के आगे के हिस्से मे, त्वचा के नीचे होती है। यह एक बहुत महत्वपूर्ण ग्रंथि है जो शरीर के कई जरूरी कार्यों को नियंत्रित करती है। यह थायरॉक्सिन (T4) और ट्रायआयोडोथायरोनिन (T3) जैसे हार्मोन बनाकर शरीर के कार्यों को संतुलित रखती है।

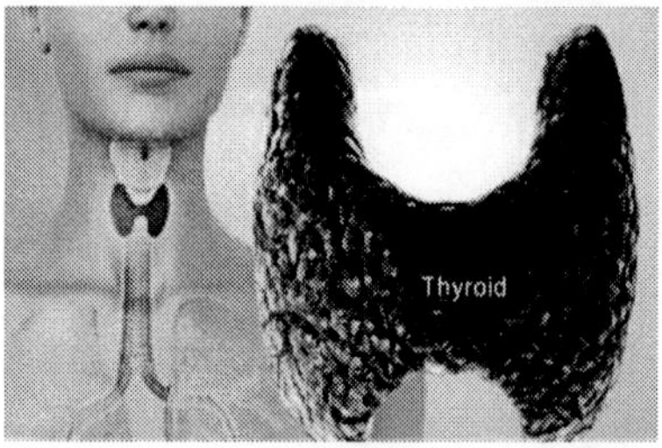


थायरॉइड ग्रंथि का मुख्य काम शरीर के मेटाबॉलिज़्म (पोषण प्रक्रिया) को नियंत्रित करना है। इस प्रक्रिया में शरीर भोजन को ऊर्जा में बदलता है। शरीर की हर कोशिका को काम करने के लिए ऊर्जा की जरूरत होती है। थायरॉइड हार्मोन रक्तचाप, शरीर का तापमान, दिल की धड़कन, मेटाबॉलिज़्म और अन्य हार्मोनों की क्रिया को नियंत्रित करने में मदद करता है।

थायरॉइड ग्रंथि न केवल मेटाबोलिक प्रक्रिया को नियंत्रित करती है, बल्कि शरीर के अन्य हार्मोनों को बनाने में एवम् उनके कार्यों को भी प्रभावित करती है।

## अगर थायरॉइड सही तरह से काम न करे तो क्या होता है?

जब थायरॉइड ग्रंथि बहुत ज़्यादा या बहुत कम मात्रा में हार्मोन बनाती है, तब थायरॉइड से जुड़ी समस्याओं की शुरुआत होती हैं।

- **गलगंड (Goiter):** थायरॉइड ग्रंथि का बढ़ जाना।
- **हाइपोथायरॉइडिज्म (Hypothyroidism):** जब थायरॉइड ग्रंथि पर्याप्त मात्रा में हार्मोन नहीं बनाती (थायरॉइड कम सक्रिय होता है)।
- **हाइपरथायरॉइडिज्म (Hyperthyroidism):** जब थायरॉइड ग्रंथि जरूरत से ज़्यादा हार्मोन बनाती है (थायरॉइड ज़्यादा सक्रिय होता है)।
- **थायरॉइड कैंसर:** थायरॉइड ग्रंथि में कैंसर होना।
- **थायरॉइडाइटिस (Thyroiditis)** थायरॉइड ग्रंथि में सूजन या इंफ्लेमेशन (Inflammation)।
- **थायरॉइड नोड्यूल्स (Thyroid Nodules):** थायरॉइड ग्रंथि में गांठें बनना।

**Disorder of the thyroid gland**

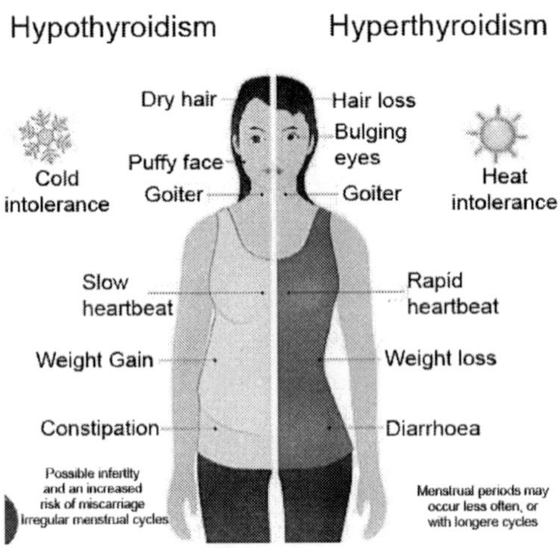

## थायरॉइड बीमारी के लक्षण क्या हैं?

- बिना किसी कारण वजन बढ़ना या घटना
- बार-बार भूख लगना
- दिल की धड़कन तेज़ या अनियमित होना
- हाथों का कांपना (हाथ स्थिर न रख पाना)
- गर्मी ज़्यादा लगना या ज़्यादा पसीना आना
- मासिक धर्म (पीरियड्स), नींद, या पेट की सफाई में बदलाव
- त्वचा, बाल और नाखूनों में बदलाव (जैसे पतले या कमजोर होना)
- गर्दन के आगे निचले हिस्से में सूजन आना

## थायरॉइड की जाँच कौन-कौन सी होती हैं?

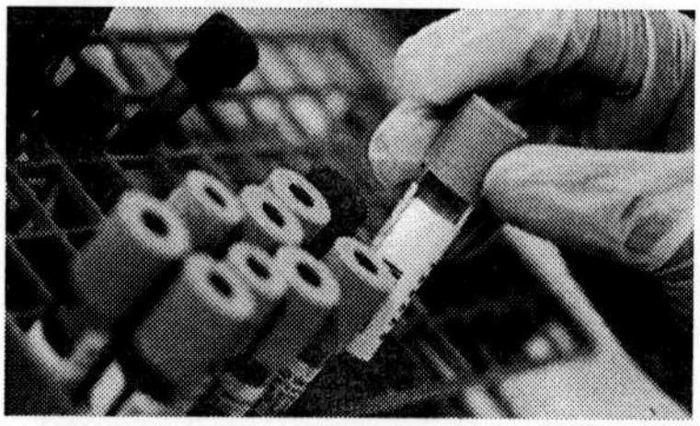

थायरॉइड स्टिम्युलेटिंग हार्मोन (Thyroid Stimulating Hormone, TSH) एक हार्मोन है जो पिट्यूटरी ग्रंथि (Pituitary gland) से निकलता है। यह ग्रंथि थायरॉइड को बताती है कि शरीर को कितना T3 और T4 हार्मोन बनाना है।

TSH की जाँच एक साधारण खून की जाँच होती है। यह टेस्ट आमतौर से खाली पेट किया जाता है, पर खाने के बाद भी कर सकते है। लेकिन अगर आप थायरॉइड की दवा ले रहे हैं, तो दवा लेने के लगभग 4-5 घंटे बाद यह टेस्ट करवाना चाहिए।

एक जरूरी बात–अगर आप बायोटिन सप्लीमेंट (जो कई बालों और नाखूनों के सप्लीमेंट्स में पाया जाता है) ले रहे हैं, तो उसे टेस्ट

से एक हफ्ता पहले बंद कर दें, क्योंकि बायोटिन से टेस्ट का रिजल्ट गलत आ सकता है।

आमतौर पर TSH का सामान्य स्तर 0.5 से 4.50 mIU/L के बीच होता है, लेकिन यह सीमा (level) हर लैब के अनुसार बदल सकता है।

65 साल की उम्र में TSH का स्तर 7 तक और 75 साल में 8 तक सामान्य माना जाता है।

थायरॉइड हार्मोन (TSH) की जाँच हर 6 महीने में करवानी चाहिए। यदि आपका थायरॉइड स्तर स्थिर (stable) नहीं है, तो यह जाँच हर 2 महीने में करवानी चाहिए।

## जब TSH बढ़ा हुआ हो (High TSH)

इसका मतलब होता है कि आपको हाइपोथायरॉइडिज्म (Hypothyroidism) है, यानी थायरॉइड ग्रंथि पर्याप्त हार्मोन नहीं बना रही है। इसलिए पिट्यूटरी ग्रंथि ज़्यादा TSH बनाने लगती है ताकि थायरॉइड को काम करने के लिए प्रेरित किया जा सके।

## जब TSH कम हो (Low TSH)

इसका मतलब है कि आपको हाइपरथायरॉइडिज्म (Hyperthyroidism) है–यानी थायरॉइड ग्रंथि बहुत ज़्यादा हार्मोन बना रही है। जब थायरॉइड ग्रंथि अधिक मात्रा में हार्मोन बना रही हो तो ऐसे में पिट्यूटरी ग्रंथि TSH बनाना कम या बंद कर देती है।

## T4

- अगर T4 का स्तर ज़्यादा है, तो इसका मतलब है कि आपका थायरॉइड ज़्यादा सक्रिय है (हाइपरथायरॉइडिज़्म)।
- अगर T4 का स्तर कम है, तो इसका मतलब है कि थायरॉइड कमजोर है (हाइपोथायरॉइडिज़्म)।
- अगर आप गर्भवती हैं या गर्भनिरोधक गोलियाँ ले रही हैं, तो आपके T4 के स्तर थोड़े बढ़े हुए हो सकते हैं।

### T3

- अगर किसी व्यक्ति को हाइपरथायरॉइडिज्म (Hyperthyroidism) है, तो उसके T3 और T4 दोनों स्तर सामान्य से ज़्यादा होंगे।

### थायरॉइड एंटीबॉडीज (Thyroid Antibodies)

थायरॉइड पेरॉक्सिडेज एंटीबॉडी (T.P.O.) थायरॉइड से जुड़ी विशेष एंटीबॉडी होती है। ये शरीर की इम्यून सिस्टम की गलत प्रतिक्रिया के कारण बनती है और ऑटोइम्यून थायरॉइड बीमारी का संकेत देती है। TPO एंटीबॉडी ज़्यादातर हाशीमोटो थायरॉइडिटिस (Hashimoto's Thyroiditis) में पाई जाती है। TSI या TRAB एंटीबॉडी ग्रेव्स डिज़ीज (Graves' Disease) में पाई जाती है।

थायरॉइड एंटीबॉडी की उपस्थिति का मतलब है कि व्यक्ति को कोई ऑटोइम्यून थायरॉइड रोग है:

- ग्रेव्स डिज़ीज आमतौर पर हाइपरथायरॉइडिज्म (थायरॉइड का ज़्यादा काम करना) का कारण होती है।
- हाशीमोटो डिज़ीज आमतौर पर हाइपोथायरॉइडिज्म (थायरॉइड का कम काम करना) का कारण होती है।

## थायरॉइड की जांच के अन्य तरीके

### गले का अल्ट्रासाउंड (Ultrasound of Neck)

यह जांच थायरॉइड में गाँठ (nodule) देखने के लिए की जाती है। इससे यह भी पता चल सकता है कि गाँठ सामान्य (benign) है या संदिग्ध (suspicious) यानि किसी ट्यूमर की भी संभावना है या नहीं।

### थायरॉइड स्कैन (Thyroid Scan)

- इस जांच से थायरॉइड का आकार और आकृति (shape and size) पता की जाती है।
- इसमें थोड़ी मात्रा में रेडियोएक्टिव आयोडीन दी जाती है।

- इस जांच से पहले आयोडीन वाली दवाएँ एक हफ्ते तक बंद करनी होती हैं।
- यह जांच यह समझने में मदद करती है कि गाँठ या हाइपरथायरॉइडिज्म किस कारण से हो रहा है।

**एफ.एन.ए.सी. या गाँठ की बायोप्सी (F.N.A.C. or Biopsy of Nodule)**

- इस जांच में अल्ट्रासाउंड की मदद से बहुत पतली सुई से गाँठ का थोड़ा सा टिशू (tissue) निकाला जाता है और लैब में जांच की जाती है ताकि यह पता चल सके कि कोशिकाएँ सामान्य हैं या नहीं।

**कब और किसे थायरॉइड की जांच करानी चाहिए**

अगर किसी व्यक्ति में थायरॉइड के लक्षण नहीं भी हैं, तब भी कुछ लोगों को जांच कराने की सलाह दी जाती है।

- प्रजनन उम्र की महिलाएँ (जो गर्भधारण की योजना बना रही हैं या गर्भवती होना चाहती हैं) को TSH, Free T4 और TPO एंटीबॉडी की जांच करानी चाहिए। साथ ही, गर्भावस्था के पहले महीने में भी यह जांच दोबारा कराना अच्छा रहता है।
- जो लोग कुछ खास दवाइयाँ लेते हैं, जैसे एमियोडारोन (Amiodarone) या लिथियम (Lithium), उन्हें थायरॉइड टेस्ट करवाना चाहिए, क्योंकि ये दवाइयाँ थायरॉइड हार्मोन के स्तर (level) को बदल सकती हैं।
- जो मरीज कैंसर के इलाज में इम्यूनोथेरेपी (Immunotherapy) ले रहे हैं, उन्हें भी थायरॉइड की जांच करवानी चाहिए।
- बुजुर्ग या वृद्ध लोगों में भी थायरॉइड की जांच जरूरी होती है, क्योंकि उनमें अक्सर इसके लक्षण साफ दिखाई नहीं देते। इसलिए, साल में कम से कम एक बार थायरॉइड जांच करवाने की सामान्य रूप से सलाह दी जाती है।

# हाइपोथायरॉइडिज़्म
# (UNDER ACTIVE THYROID)

**हाइपोथायरॉइडिज़्म क्या है?**

जब शरीर में थायरॉइड हार्मोन पर्याप्त मात्रा में नहीं बनता है, तो उसे हाइपोथायरॉइडिज़्म कहा जाता है।

थायरॉइड ग्रंथि पर्याप्त हार्मोन नहीं बना पाती, इसलिए इसे अंडरएक्टिव थायरॉइड (कमजोर थायरॉइड) भी कहा जाता है।

**हाइपोथायरॉइडिज़्म के लक्षण:**

- जल्दी थकान महसूस होना
- बिना किसी कारण वजन बढ़ना
- पीरियड्स में देरी होना (irregular periods)
- कब्ज की समस्या रहना
- त्वचा का रूखी और खुरदरी होना
- हाथों की उंगलियों में झनझनाहट या सुन्नपन
- बालों का ज़्यादा झड़ना
- यौन इच्छा में कमी
- आँखों और चेहरे पर सूजन
- भूलने की आदत
- उदासी या डिप्रेशन महसूस होना

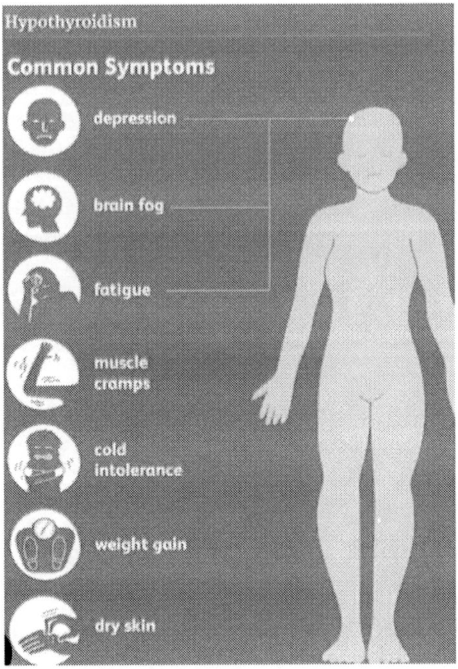


## हाइपोथायरॉइडिज़्म क्यों होता है?

- जब थायरॉइड में सूजन (थायरॉइडाइटिस) होती है।
- थायरॉइड की सर्जरी (ऑपरेशन) के बाद।
- रेडियोएक्टिव आयोडीन ट्रीटमेंट के बाद।
- कुछ दवाइयाँ, जैसे लिथियम और एमियोडेरोन (Amiodarone)।
- थायरॉइड पर रेडिएशन ट्रीटमेंट के बाद, जैसे ब्रेस्ट कैंसर की रेडियेशन के बाद।
- शरीर में आयोडीन की गंभीर कमी।

## बच्चों में हाइपोथायरॉइडिज़्म

- बच्चों की लंबाई (height) की वृद्धि रुक जाती है (छोटे कद की समस्या)।

- दाँत आने में देरी होती है।
- किशोरावस्था (puberty) में देरी होती है।
- मानसिक विकास धीमा (slow) हो जाता है (मंद बुद्धि)।

## हाइपोथायरॉइडिज़्म का इलाज कैसे करें?

- रोजाना थायरॉइड हार्मोन रिप्लेसमेंट टैबलेट लेनी होती है, जिसे लेवोथायरॉक्सिन (Levothyroxine) कहा जाता है।
- यह दवा रोज सुबह खाली पेट एक गिलास पानी से ली जाती है। एंटासिड या नाश्ता इस दवा के 50 मिनट बाद लेना चाहिए। दवा शुरू करने के 2 हफ्तों के भीतर असर दिखने लगता है।

ये दवाएँ ज़्यादातर जीवनभर लेनी पड़ती है।

खुराक (dosage) TSH टेस्ट के अनुसार बदली जाती है। TSH टेस्ट हर 6-8 हफ्ते में करवाना चाहिए। ज़्यादा दवा लेने से थकान, भूख बढ़ना, नींद न आना, दिल की धड़कन तेज़ होना और कांपना जैसी समस्याएँ हो सकती हैं। इसलिए नियमित जांच और डॉक्टर की सलाह से ही दवा की मात्रा तय करनी चाहिए।

कभी भी दवा बंद न करें या छोड़ें नहीं, नहीं तो हाइपोथायरॉइडिज़्म के लक्षण वापस आ सकते हैं। अगर एक डोज छूट जाए तो याद आते ही ले लें, पर दो गोलियाँ एक साथ न लें।

## हाइपोथायरॉइडिज़्म में आहार

- आयोडीनयुक्त खाद्य पदार्थ जैसे अंडा, दूध, मछली इत्यादि जरूर लें। आयोडीन वाला नमक उपयोग करें।
- सोया (Soya) अधिक मात्रा में न लें।
- क्रूसीफेरस सब्जियाँ (जैसे पत्तागोभी, फूलगोभी, ब्रोकोली) अधिक न खाएँ।

- ग्लूटेन (गेहूं) कुछ लोगों में थायरॉइड की सूजन बढ़ा सकता है (Autoimmune प्रतिक्रिया)।

मेरी राय है कि संतुलित मात्रा में सेवन ठीक रहता है, जरूरी नहीं कि इन्हें पूरी तरह छोड़ दिया जाए।

यदि थायरॉइड का इलाज न किया जाए तो कई समस्याएँ हो सकती हैं।

## हृदय सम्बन्धी समस्या

यदि थायरॉइड का इलाज न किया जाए तो दिल की बीमारियों का खतरा बढ़ जाता है। थायरॉक्सिन हार्मोन का स्तर कम होने से कोलेस्ट्रॉल बढ़ जाता है, जिससे हृदय रोग की संभावना बढ़ती है।

## Goiter (घेंघा/थायरॉइड ग्रंथि की सूजन)

गोइटर थायरॉइड ग्रंथि की असामान्य सूजन (swelling) होती है। यह गले के निचले हिस्से में गाँठ या उभार के रूप में दिखाई देता है।

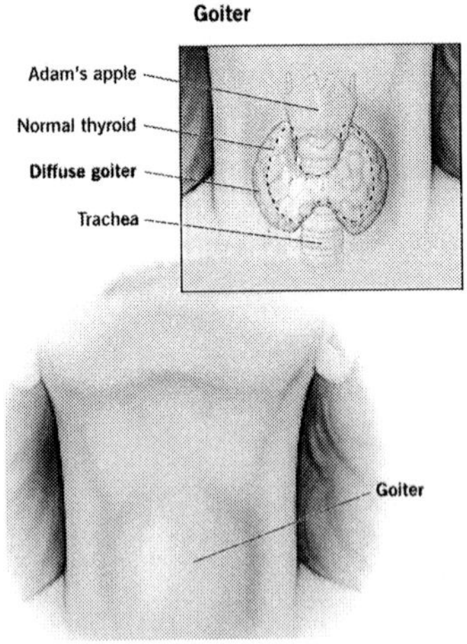


जब शरीर को पर्याप्त थायरॉइड हार्मोन नहीं मिलता, तो शरीर थायरॉइड ग्रंथि को ज़्यादा काम करने के लिए उत्तेजित करता है,

जिससे यह सूज जाती है। इस सूजन को ही गोइटर कहा जाता है।

## साधारण शब्दों में

जब थायरॉइड ठीक से काम नहीं करता, तो शरीर उसे ज़्यादा हार्मोन बनाने का संकेत देता है। इससे थायरॉइड ग्रंथि फूल जाती है और गले पर गाँठ जैसी सूजन दिखने लगती है।

## मिक्सीडीमा कोमा (Myxaedema Coma)

यह बहुत ही दुर्लभ लेकिन गंभीर स्थिति होती है। यह तब होती है जब थायरॉइड हार्मोन बहुत कम हो जाता है और शरीर की क्रियाएँ बहुत धीमी पड़ जाती हैं। यह स्थिति जानलेवा (life-threatening) भी हो सकती है।

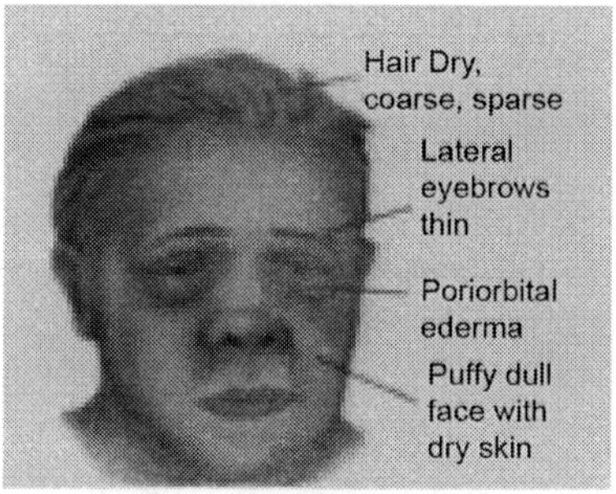


इसमें व्यक्ति को ये लक्षण हो सकते हैं:

- बहुत ज़्यादा थकान और नींद आना (drowsiness)।
- भ्रम या उलझन (confusion)।
- शरीर का तापमान गिर जाना (hypothermia)।
- चेहरा सूजा हुआ और फीका दिखना।
- त्वचा सूखी और बेरौनक हो जाना।
- बाल रूखे, टूटने वाले और कम होना।
- भौंहों के किनारे पतले हो जाना।

- आंखों के आस-पास सूजन (periorbital edema)।

मिक्सीडेमा कोमा (Myxoedema coma) एक गंभीर स्थिति होती है, जिसे अस्पताल में तुरंत आपातकालीन इलाज की आवश्यकता होती है। अस्पताल में दाखिले के बाद इसका इलाज आमतौर पर थायरॉइड हार्मोन replacement की दवा से किया जाता है। स्टिरॉइड (Steroid) इंजेक्शन नस (intravenous) में दिए जाते हैं। कुछ मामलों में, सांस लेने में मदद (breathing support), एंटीबायोटिक दवाएं और स्टिरॉइड दवाएं (कॉर्टिकोस्टेरॉइड्स) भी दी जाती हैं।

## गर्भावस्था में जटिलताएँ

अगर गर्भावस्था के दौरान थायरॉइड की कमी का इलाज नहीं किया जाता, तो कई तरह की समस्याएँ हो सकती हैं, जैसे–

1. प्री-एक्लेम्प्सिया–जिससे माँ को हाई ब्लड प्रेशर और शरीर में सूजन हो सकती है।
2. माँ में एनीमिया (खून की कमी)।
3. मृतजन्म (Stillbirth) या गर्भपात (Miscarriage)।
4. असमय जन्म (Premature birth) या कम वजन वाला बच्चा (Low birth weight baby)।
5. प्रसव के बाद अधिक खून बहना (Bleeding after childbirth)।
6. बच्चे में थायरॉइड हार्मोन की कमी।
7. जन्मजात विकृतियाँ (Congenital deformities)।
8. बच्चे के शारीरिक और मानसिक विकास में समस्या।

इन समस्याओं से बचा जा सकता है अगर गर्भवती महिला का इलाज समय पर किया जाए और Endocrinologist की देखरेख में रहें।

# हाइपरथायरॉइडिज़्म
# (OVER ACTIVE THYROID)

हाइपरथायरॉइडिज़्म को अति सक्रिय थायरॉइड (Overactive thyroid) भी कहा जाता है। इस स्थिति में थायरॉइड ग्रंथि जरूरत से ज़्यादा मात्रा में हार्मोन बनाती है।

थायरॉइड हार्मोन की मात्रा बढ़ने से शरीर का मेटाबॉलिज़्म (metabolism) तेज़ हो जाता है, जिससे दिल की धड़कन तेज़ हो जाती है, वजन कम होने लगता है, चिंता (anxiety) और बेचैनी महसूस होती है, व्यवहार में बदलाव आने लगते हैं।

थायरॉइड के मुख्य हार्मोन हैं–ट्राईआयोडोथायरोनिन (T3) और थायरॉक्सिन (T4)।

## हाइपरथायरॉइडिज़्म के कारण

**1. ग्रेव्स रोग** (Graves' disease): यह एक बीमारी है जिसमें शरीर की इम्यून सिस्टम (प्रतिरक्षा प्रणाली) थायरॉइड ग्रंथि पर हमला कर देती है, जिससे यह बहुत ज़्यादा हार्मोन बनाने लगती है।

यह वंशानुगत (hereditary) होती है और यह रोग महिलाओं में ज़्यादा होता है।

**2. थायरॉइड नोड्यूल्स** (Thyroid Nodules): थायरॉइड में बनने वाली गाँठ (growth) जो जरूरत से ज़्यादा हार्मोन बनाने लगती है।

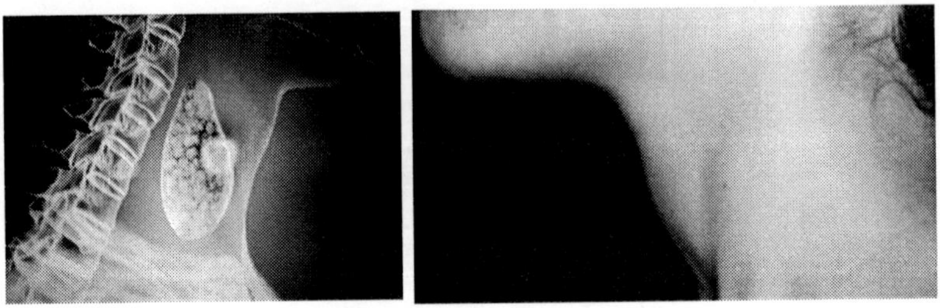

Swelling in the Neck

**3. थायरॉइडाइटिस** (**Thyroiditis**): यह एक स्थिति है, जिसमें थायरॉइड ग्रंथि में सूजन (Inflammation) हो जाती है। यह सूजन दर्द के साथ भी हो सकती है या बिना दर्द के भी।

**4. अधिक आयोडीन का सेवन** (**Using Excess Iodine**): अगर कोई व्यक्ति बहुत ज़्यादा आयोडीन खा लेता है (खाने में या दवाइयों के जरिए), तो इससे भी थायरॉइड जरूरत से ज़्यादा हार्मोन बनाने लगता है।

कुछ दवाइयाँ, जैसे Amiodarone (जो दिल की बीमारी में दी जाती है), इसमें आयोडीन की मात्रा ज़्यादा होती है और यह भी हाइपरथायरॉइडिज़्म का कारण बन सकती है।

## हाइपरथायरॉइडिज़्म के लक्षण (Symptoms)

- दिल की धड़कन तेज़ होना या धक-धक महसूस होना।
- घबराहट या बेचैनी।
- वजन कम होना।
- भूख बढ़ जाना।
- बार-बार पतले दस्त (loose motions)।
- आँखों की रोशनी या दृष्टि/नजर मे बदलाव।
- ज़्यादा पसीना आना।

- नींद न आना या नींद में परेशानी।
- बाल झड़ना।
- आँखों का उभर जाना (आँखें बड़ी लगना)।
- मांसपेशियों में कमजोरी।

## हाइपरथायरॉइडिज़्म की जांच (Tests to Diagnose)

- ब्लड टेस्ट—TSH, Free T3 और Free T4 हार्मोन की जांच।
- Radioactive Iodine Uptake (RAIU) टेस्ट—यह जांचता है कि थायरॉइड कितना आयोडीन ले रहा है।
- थायरॉइड स्कैन (Thyroid Scan)।
- थायरॉइड अल्ट्रासाउंड (Thyroid Ultrasound)।

## हाइपरथायरॉइडिज़्म का इलाज (Treatment)

इलाज में मुख्य रूप से एंटी-थायरॉइड दवाएँ (Anti-thyroid drugs) दी जाती हैं।

डॉक्टर मरीज की स्थिति के अनुसार अलग-अलग समूहों (groups) की दवाइयाँ दे सकते हैं, जैसे:

- मेथिमेजोल (Methimazole) या कार्बिमेजोल (Carbimazole)।
- प्रोपाइलथायोरासिल (Propylthiouracil/PTU)।
- रेडियोएक्टिव आयोडीन (Radioactive Iodine)—यह एक दवा के रूप में दी जाती है, जो थायरॉइड की अधिक सक्रियता को कम करती है।

रेडियोएक्टिव आयोडीन ज़्यादा सक्रिय थायरॉइड कोशिकाओं (सेल्स) को नष्ट कर देता है। इससे थायरॉइड ग्रंथि सिकुड़ जाती है और कुछ हफ्तों में हार्मोन का स्तर कम होने लगता है।

लेकिन इस प्रक्रिया से थायरॉइड स्थायी रूप से नष्ट हो जाता है, इसलिए ऐसे मरीजों को जिंदगीभर थायरॉइड हार्मोन रिप्लेसमेंट दवा लेनी पड़ती है।

सर्जरी (थायरॉइडेक्टॉमी) यानी थायरॉइड ग्रंथि को निकालने पर भी यही स्थिति होती है—तब भी मरीज को पूरी जिंदगी हार्मोन रिप्लेसमेंट दवा लेनी पड़ती है।

**प्रश्न:** दवाइयाँ शुरू करने के बाद हाइपरथायरॉइडिज़्म में हार्मोन का स्तर कब से कम होना शुरू होता है?

लगभग 6 से 12 हफ्ते बाद दवाइयों के असर से हार्मोन स्तर कम होना शुरू हो जाता है।

**प्रश्न:** क्या हाइपरथायरॉइडिज़्म ठीक हो सकता है?

हाँ, इसे सर्जरी से या रेडियोएक्टिव आयोडीन से थायरॉइड ग्रंथि की कोशिकाएँ नष्ट करके ठीक किया जा सकता है।

लेकिन उसके बाद शरीर में हार्मोन नहीं बनते, इसलिए जिंदगीभर थायरॉइड हार्मोन रिप्लेसमेंट दवा लेनी पड़ती है।

# थायरॉइड कैंसर

थायरॉइड कैंसर थायरॉइड ग्रंथि (ग्लैंड) में कोशिकाओं की असामान्य वृद्धि से होता है।

शुरुआत में इसके लक्षण दिखाई नहीं देते, लेकिन जैसे-जैसे यह बढ़ता है, गले में सूजन, आवाज में बदलाव और निगलने में परेशानी हो सकती है।

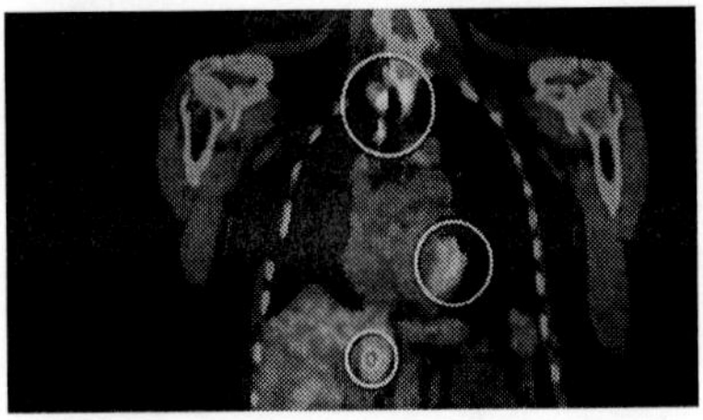

### थायरॉइड कैंसर के लक्षण

- गले या गर्दन में सूजन या गाँठ।
- आवाज़ में बदलाव।
- खाना निगलने में कठिनाई।
- गले में दर्द या असहजता।
- गले में घुटन जैसा महसूस होना।
- वजन कम होना।
- थकान महसूस होना।
- भूख कम लगना।

## थायरॉइड कैंसर के प्रकार

**पेपिलरी (Papillary):** लगभग 80 प्रतिशत थायरॉइड कैंसर इसी प्रकार के होते हैं। यह धीरे-धीरे बढ़ता है और आसानी से ठीक किया जा सकता है।

**फॉलिक्युलर (Follicular):** थायरॉइड कैंसर के लगभग 15 प्रतिशत मामलों में यह प्रकार देखा जाता है। यह तेज़ी से फैलता है, लेकिन ज़्यादातर मरीजों में यह इलाज योग्य होता है।

**मेडुलरी (Medullary):** थायरॉइड कैंसर, कैंसर के लगभग 2 प्रतिशत मामलों में पाया जाता है। कई लोगों में मेडुलरी थायरॉइड कैंसर परिवार के इतिहास से जुड़ा होता है।

**इलाज:** थायरॉइड कैंसर के इलाज के लिए सर्जरी (ऑपरेशन), रेडियोआयोडीन थेरेपी, हार्मोन थेरेपी, रेडिएशन और कीमोथेरेपी जैसे विकल्प उपलब्ध हैं।

# हाशिमोटो थायरॉइड

## हाशिमोटो की थायरॉइड बीमारी क्या है?

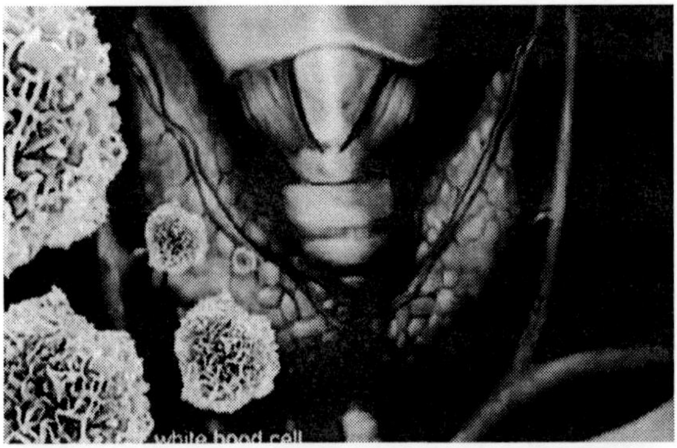

हाशिमोटो की बीमारी एक ऑटोइम्यून बीमारी है, जिसमें शरीर की प्रतिरक्षा प्रणाली (Immune system) गलती से थायरॉइड ग्रंथि पर हमला करती है। इस कारण थायरॉइड ग्रंथि पर्याप्त मात्रा में थायरॉइड हार्मोन नहीं बना पाती, जिससे शरीर में हाइपोथायरॉइडिज़्म (थायरॉइड की कमी) हो जाता है।

यह बीमारी महिलाओं में पुरुषों की तुलना में अधिक पाई जाती है।

## लक्षण

- थकान महसूस होना।
- नींद ज़्यादा आना।
- वजन बढ़ना।

- त्वचा का सूखना।
- ठंड ज़्यादा लगना।
- मांसपेशियों और जोड़ों में दर्द या जकड़न।
- शरीर में जकड़न महसूस होना।
- बालों का रूखा, बेजान होना और बाल झड़ना।
- मन उदास रहना या डिप्रेशन होना।
- आँखों और चेहरे में सूजन आना।
- मासिक धर्म (पीरियड्स) का अनियमित होना।
- बांझपन (Infertility)।
- यौन इच्छा में कमी आना।

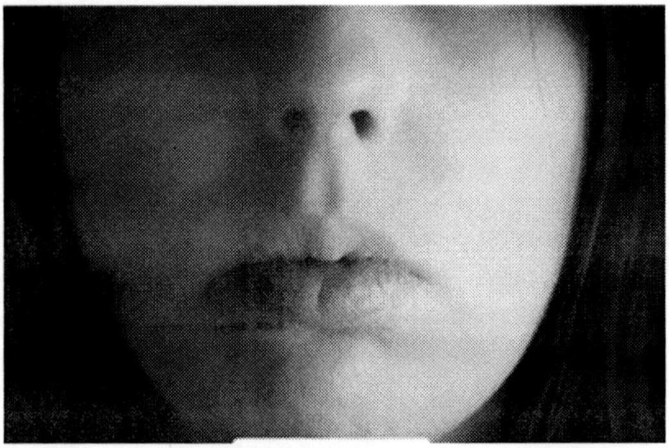

Puffy Face

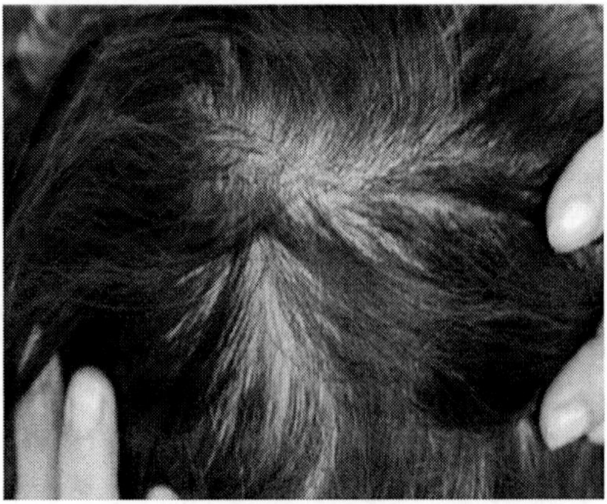

Hair Loss

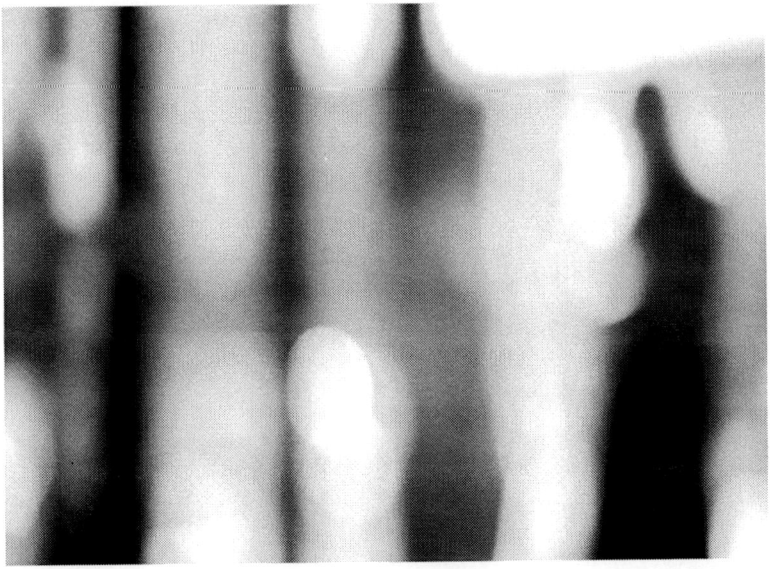

Blurred Vision

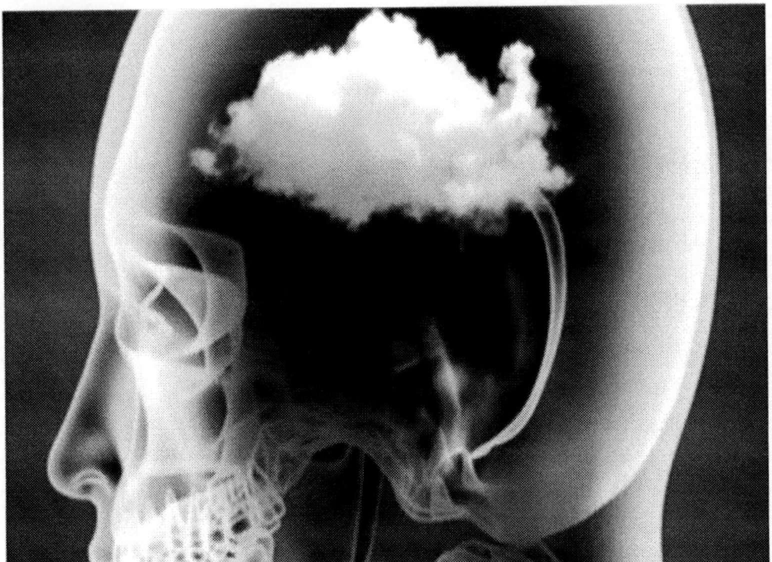

Foggy Brain

यह एक ऑटोइम्यून बीमारी है, जिसमें शरीर की अपनी एंटीबॉडीज (रक्षा कोशिकाएँ) थायरॉइड ग्रंथि पर हमला करती हैं। इससे थायरॉइड हार्मोन का निर्माण कम हो जाता है और इस हॉर्मोन का स्तर खून में कम हो जाता है।

TSH का स्तर बढ़ जाता है।

T3 और T4 का स्तर घट जाता है।

Anti-Thyroid Antibodies (एंटीबॉडीज) आमतौर पर मौजूद होती हैं।

## उपचार (Treatment)

जब हाशिमोटो की बीमारी के कारण हाइपोथायरॉइडिज़्म (थायरॉइड हॉर्मोन) की कमी हो जाती है, तो रोगी को थायरॉइड हार्मोन की कृत्रिम दवा (Synthetic Hormone) दी जाती है, जिसे लेवोथायरॉक्सिन (Levothyroxine) कहा जाता है।

यह दवा शरीर में थायरॉइड हार्मोन का सामान्य स्तर बनाए रखने में मदद करती है और इसे जीवनभर नियमित रूप से लेना पड़ता है।

TSH, T3 और T4 की जांच नियमित रूप से करानी चाहिए ताकि दवा की मात्रा सही बनी रहे।

## हाशिमोटो और हाइपोथायरॉइडिज़्म में क्या अन्तर है?

हाशिमोटो की बीमारी में शरीर अपनी ही थायरॉइड ग्रंथि के खिलाफ एंटीबॉडीज बनाता है, जिससे ग्रंथि में सूजन आती है और धीरे-धीरे उसकी कार्यक्षमता घट जाती है।

हाइपोथायरॉइडिज़्म थायरॉइड हार्मोन की कमी की स्थिति है, जिसका एक प्रमुख कारण हाशिमोटो की बीमारी ही होती है।

कुछ लोगों में हाशिमोटो होने के बावजूद थायरॉइड ग्रंथि कुछ समय तक ठीक से काम करती रहती है, इसलिए उन्हें तुरंत हाइपोथायरॉइडिज़्म नहीं होता।

## क्या हाशिमोटो की बीमारी ठीक हो सकती है?

वर्तमान में हाशिमोटो की बीमारी का कोई स्थायी इलाज नहीं है, लेकिन इसके प्रभाव से होने वाले हाइपोथायरॉइडिज़्म का इलाज लेवोथायरॉक्सिन (Levothyroxine) से किया जाता है।

यह दवा थायरॉइड हार्मोन की कमी को पूरा करती है और रोगी को स्वस्थ रखने में मदद करती है।

# थायरॉइड मरीजो के लिए डाइट

कई बार ग्लूटेन-फ्री आहार (Gluten-free diet) लेने से हाशिमोटो थायरॉइडाइटिस (Hashimoto's thyroiditis) में सूजन (inflammation) कम हो सकती है, लेकिन अब तक इसके समर्थन में कोई ठोस वैज्ञानिक प्रमाण नहीं मिला है।

हाइपोथायरॉइडिज़्म (Hypothyroidism) में क्या खाएं? थायरॉइड हार्मोन को सामान्य बनाए रखने के लिए आयोडीन (Iodine) वाले खाद्य पदार्थ जरूरी हैं, जैसे अंडे, मछली, समुद्री भोजन (seafood) और दूध।

- आयोडीन युक्त नमक (Iodized salt) का उपयोग करें।
- सोया (Soya) का अधिक सेवन न करें, क्योंकि यह आयोडीन के अवशोषण (absorption) को कम करता है।
- क्रूसीफेरस सब्जियाँ (Cruciferous vegetables), जैसे ब्रोकली, फूलगोभी, पत्तागोभी आदि में गॉइट्रिन (Goitrin) नामक पदार्थ होता है, जो शरीर में थायरॉइड हार्मोन बनने की प्रक्रिया में बाधा डाल सकता है। यह असर ज़्यादातर तभी होता है जब शरीर में आयोडीन की कमी हो।

इन सब्जियों को पकाने या गर्म करने से उनका यह नकारात्मक असर लगभग खत्म हो जाता है।

**हाइपरथायरॉइडिज़्म (Hyperthyroidism) में क्या न खाएं**

इलाज की शुरुआत में निम्नलिखित चीजों से बचें:

- समुद्री भोजन (Seafood)।
- आयोडीन वाले खाद्य पदार्थ।
- सोयायुक्त खाद्य पदार्थों से बचें।

जब रोग नियंत्रण में आ जाए, तब इन्हें सीमित मात्रा में लिया जा सकता है। इसके अलावा किसी और विशेष खान-पान की पाबंदी की आवश्यकता नहीं है।

# थायरॉइड और वजन

थायरॉइड की समस्या वाले लोगों में शरीर के वजन में बदलाव हो सकता है। कुछ लोगों का वजन घट जाता है, जबकि कुछ का वजन बढ़ सकता है। यह इस बात पर निर्भर करता है कि व्यक्ति को हाइपरथायरॉइडिज़्म (Hyperthyroidism) है या हाइपोथायरॉइडिज़्म (Hypothyroidism)।

मोटापे (obesity) और थायरॉइड के कार्य में भी सम्बन्ध पाया गया है।

मोटे या अधिक वजन वाले लोगों में कभी-कभी थायरॉइड हार्मोन और TSH का स्तर थोड़ा बढ़ा हुआ पाया जाता है। लंबे समय तक मोटापा थायरॉइड हार्मोन रेजिस्टेंस (Thyroid hormone resistance) भी पैदा कर सकता है, जिसमें TSH और फ्री T3 का स्तर बढ़ जाता है।

## हाइपोथायरॉइडिज़्म और वजन बढ़ना

हाइपोथायरॉइडिज़्म में मेटाबॉलिज़्म (Metabolism) धीमा हो जाता है, जिससे शरीर में कैलोरी की खपत कम होती है और वजन बढ़ सकता है। हालाँकि, हर हाइपोथायरॉइड व्यक्ति का वजन नहीं बढ़ता है। यह व्यक्ति के खान-पान और जीवनशैली पर भी निर्भर करता है।

## वजन कम होना और थायरॉइड का कार्य

जब कोई व्यक्ति वजन घटाता है, तो इससे थायरॉइड हार्मोन का स्तर सामान्य हो सकता है। इसका मतलब है कि मोटापा कम होने से थायरॉइड पर अच्छा असर पड़ता है।

## थायरॉइड का इलाज और वजन

हाइपरथायरॉइडिज़्म के इलाज के बाद कई लोगों में वजन बढ़ सकता है। इस वजन बढ़ने का कारण अभी पूरी तरह से समझा नहीं गया है।

## हाइपोथायरॉइडिज़्म और वजन बढ़ने के बीच सम्बन्ध

जब किसी व्यक्ति को हाइपोथायरॉइडिज़्म (थायरॉइड की कमी) होती है, तो शरीर का मेटाबॉलिज़्म धीमा पड़ जाता है। इसकी वजह से थोड़ा वजन बढ़ सकता है।

लेकिन ध्यान देने वाली बात यह है कि बढ़ा हुआ सारा वजन चर्बी (फैट) का नहीं होता, बल्कि ज़्यादातर पानी और नमक जमा होने की वजह से होता है।

आमतौर पर थायरॉइड की समस्या से 2 से 5 किलो (5-10 पाउंड) तक वजन बढ़ सकता है, यह उसकी गंभीरता (severity) पर निर्भर करता है। बहुत ज़्यादा वजन बढ़ना (जैसे मोटापा) आमतौर पर सिर्फ थायरॉइड के कारण नहीं होता। अगर किसी व्यक्ति को सिर्फ वजन बढ़ने की शिकायत है और कोई दूसरा लक्षण नहीं है, तो यह जरूरी नहीं कि उसका कारण थायरॉइड ही हो।

थायरॉइड की पहचान के लिए और भी लक्षण, जैसे थकान, कब्ज, और ठंड ज़्यादा लगना होना चाहिए।

जब थायरॉइड का इलाज शुरू हो जाता है, तो शरीर में जमा हुआ पानी और नमक कम होने से वजन भी थोड़ा घटता है। लेकिन क्योंकि यह बीमारी धीरे-धीरे बढ़ती है, इसलिए इलाज के बाद भी वजन में बहुत बड़ा बदलाव नहीं दिख सकता।

# थायरॉइड और डायबिटीज़

## क्या डायबिटीज़ और थाइराइड की बीमारी के बीच कोई सम्बन्ध होता है?

अगर आपको हाइपरथायरॉइडिज़्म (थायरॉइड का ज़्यादा सक्रिय होना) है, तो आपके इन्सुलिन का स्तर क़म हो सकता है और ब्लड शुगर बढ़ सकता है, जिससे डायबिटीज़ होने का खतरा बढ़ जाता है।

अगर आपको हाइपोथायरॉइडिज़्म (थायरॉइड का कम सक्रिय होना) है, तो इसका उल्टा हो सकता है, यानी ब्लड शुगर कम हो सकता है।

दूसरी ओर, टाइप 1 डायबिटीज़ (जो एक ऑटोइम्यून बीमारी है) से हाशिमोटो थायरॉइडाइटिस या ग्रेव्स डिज़ीज़ (Graves' disease) जैसी ऑटोइम्यून थायरॉइड बीमारियों का खतरा बढ़ जाता है।

तनाव हार्मोन कॉर्टिसोल (Cortisol) पैदा करने वाले अंगों में परेशानी होने से भी इन्सुलिन और थायरॉइड हार्मोन के स्तर पर असर पड़ सकता है।

## थायरॉइड बीमारी और ब्लड शुगर

थायरॉइड ग्रंथि हमारे शरीर के कई कार्यों को नियंत्रित करती है, जिनमें मेटाबॉलिज़्म (ऊर्जा की प्रक्रिया) भी शामिल है।

जब थायरॉइड की बीमारी होती है, तो मेटाबॉलिज़्म असंतुलित हो जाता है। ऐसे में शरीर में ग्लूकोज़ (शुगर) ऊर्जा में बदलने के बजाय जमा होने लगता है, जिससे डायबिटीज़ का खतरा बढ़ जाता है।

अगर पहले से डायबिटीज़ है, तो ब्लड शुगर को नियंत्रित करना और मुश्किल हो जाता है।

हाइपरथायरॉइडिज़्म (थायरॉइड का ज़्यादा सक्रिय होना) हाई ब्लड शुगर (हाइपरग्लाइसीमिया) से जुड़ा होता है।

थायरॉइड की वजह से बढ़ा हुआ ब्लड शुगर मेटाबोलिक सिंड्रोम का कारण भी बन सकता है।

मेटाबोलिक सिंड्रोम में पाँच समस्याएँ होती हैं—ब्लड शुगर ज़्यादा होना, ब्लड प्रेशर ज़्यादा होना, ट्राइग्लिसराइड्स बढ़ना, कोलेस्ट्रॉल में असंतुलन और पेट के आसपास मोटापा बढ़ना।

## थायरॉइड बीमारी और इन्सुलिन

थायरॉइड की बीमारी इन्सुलिन के बनने और काम करने की प्रक्रिया को भी प्रभावित कर सकती है।

इन्सुलिन वह हार्मोन है जो शरीर की कोशिकाओं (सेल्स) को ग्लूकोज़ (शुगर) को ऊर्जा के रूप में इस्तेमाल करने में मदद करता है, जिससे ब्लड शुगर का स्तर कम होता है।

- हाइपरथायरॉइडिज़्म (थायरॉइड का ज़्यादा सक्रिय होना) इन्सुलिन रेजिस्टेंस (इन्सुलिन का असर कम होना) का कारण बन सकता है। जब ऐसा होता है, तो शरीर की कोशिकाएँ इन्सुलिन पर ठीक से प्रतिक्रिया नहीं करतीं, इसलिए ग्लूकोज़ खून में जमा होने लगता है। इसका नतीजा यह होता है कि ब्लड शुगर बढ़ा रहता है। जिन लोगों को डायबिटीज़ है, उन्हें अपने इन्सुलिन के इंजेक्शन की मात्रा बढ़ानी पड़ सकती है।

- दूसरी ओर, हाइपोथायरॉइडिज़्म (थायरॉइड का कम सक्रिय होना) में मेटाबॉलिज़्म धीमा हो जाता है।

इससे इन्सुलिन शरीर में ज़्यादा देर तक ठहर सकता है, जिससे ब्लड शुगर (हाइपोग्लाइसीमिया) गिर सकता है। अगर ऐसा ज़्यादा हो जाए तो चक्कर आना, भ्रम होना (confusion) या बेहोशी तक हो सकती है।

## रोकथाम और प्रबन्धन (Prevention and Management)

अगर आपको थायरॉइड की बीमारी या डायबिटीज़ में से कोई एक भी है, तो आपका वजन सही रखना और उसे बनाए रखना सबसे अच्छा तरीका है ताकि दूसरी बीमारी से बचा जा सके।

अपने ब्लड शुगर और थायरॉइड हार्मोन को नियंत्रण में रखना बहुत जरूरी है।

अगर आपको इन्सुलिन रेजिस्टेंस है (यानि शरीर इन्सुलिन पर ठीक से प्रतिक्रिया नहीं करता), तो थायरॉइड की समस्या से ब्लड शुगर कंट्रोल करना मुश्किल हो सकता है।

दवाओं, सन्तुलित डाइट और व्यायाम से इन्सुलिन रेजिस्टेंस को नियंत्रित करके आप डायबिटीज़ से बच सकते हैं, और थायरॉइड बीमारी की जटिलताओं (complications) को भी कम कर सकते हैं।

# थायरॉइड के कारण दिल की बीमारियाँ

थायरॉइड के असंतुलित होने से दिल से जुड़ी कई समस्याएँ पैदा हो सकती हैं। यह इस बात पर निर्भर करता है कि शरीर में थायरॉइड हार्मोन की मात्रा कितनी है?

अगर ये हार्मोन बहुत ज़्यादा या बहुत कम बनते हैं, तो दोनों ही स्थितियों में दिल पर असर पड़ता है।

अगर आपका थायरॉइड कमजोर (हाइपोथायरॉइड) है और उसका इलाज ठीक से नहीं हो रहा, तो यह दिल की बीमारियों का खतरा बढ़ा सकता है। और अगर पहले से ही कोई दिल की बीमारी है, तो यह उसे और बढ़ा सकता है।

**हाइपोथायरॉइडिज़्म (थायरॉइड हॉर्मोन की कमी) से दिल पर असर**

- **दिल की धड़कन धीमी होना:** जब थायरॉइड कमजोर होता है तो दिल की धड़कन सामान्य से धीमी हो जाती है।
- **ब्लड प्रेशर बढ़ना (High Blood Pressure):** थायरॉइड की कमी से रक्त वाहिकाएँ (arteries) सख्त हो सकती हैं, जिससे ब्लड प्रेशर, खासकर नीचे का बी.पी (diastolic pressure) बढ़ जाता है। यह स्थिति दिल के दौरे (heart attack) और स्ट्रोक का खतरा बढ़ाती है।
- **कोलेस्ट्रॉल का स्तर बढ़ना:** थायरॉइड हार्मोन का एक महत्वपूर्ण काम है लिवर की मदद से खराब कोलेस्ट्रॉल (bad

cholesterol) को हटाना। अगर शरीर में T3 हार्मोन कम बनता है, तो खराब कोलेस्ट्रॉल बढ़ने लगता है।

- **दिल की बीमारी का खतरा बढ़ना:** जब कोलेस्ट्रॉल बढ़ता है, तो इससे कोरोनरी हृदय रोग (Coronary Heart Disease) होने की सम्भावना बढ़ जाती है। हाइपोथायरॉइडिज़्म वाले लोगों में जानलेवा हार्ट अटैक (Fatal Cardiac Event) का खतरा उन लोगों की तुलना में ज़्यादा होता है जिनका थायरॉइड सामान्य है। हमेशा अपने थायरॉइड हार्मोन की जाँच कराते रहें, ताकि ऐसे हार्ट से जुड़े खतरों को रोका जा सके।

**हाइपरथायरॉइडिज़्म या ज़्यादा सक्रिय थायरॉइड के असर**

- **दिल की धड़कन बढ़ना (Increased heart rate):** आपका दिल सामान्य से तेज़ धड़कने लगता है, कभी-कभी 100 बार प्रति मिनट से भी ज़्यादा। इसे टैकीकार्डिया (Tachycardia) कहा जाता है।
- **ब्लड प्रेशर बढ़ना (Increase in blood pressure):** ज़्यादा सक्रिय थायरॉइड से ऊपरी ब्लड प्रेशर (सिस्टोलिक प्रेशर) बढ़ सकता है। इससे दिल पर अतिरिक्त दबाव पड़ता है।
- **तेज़ या अनियमित धड़कन महसूस होना (Palpitations):** आपको दिल की तेज़ या अनियमित धड़कन महसूस हो सकती है, जैसे दिल जोर-जोर से या अजीब तरीके से धड़क रहा हो। यह किसी छिपे हुए दिल के रोग का संकेत हो सकता है।
- **अनियमित दिल की धड़कन होना (Abnormal heart rhythms):** जिन लोगों को हाइपरथायरॉइडिज़्म होता है, उन्हें एट्रियल फिब्रिलेशन (Atrial Fibrillation) नाम की स्थिति हो सकती है। इसमें दिल की धड़कन बहुत तेज़ और अनियमित हो जाती है, जिससे ब्लड क्लॉट (clot) और दिल की बीमारी

का ख़तरा बढ़ जाता है। उम्र बढ़ने के साथ इसका जोखिम ज़्यादा होता है।

- **लगातार तेज़ धड़कन से दिल की कमजोरी (Heart failure):** लगातार तेज़ धड़कन से दिल कमजोर हो सकता है। अगर लंबे समय तक तेज़ धड़कन और हाई ब्लड प्रेशर का इलाज न किया जाए, तो दिल पर ज़्यादा बोझ पड़ता है और धीरे-धीरे दिल कमजोर हो सकता है। इससे हार्ट फेलियर का खतरा बढ़ सकता है, हालांकि आजकल यह कम देखने को मिलता है।

# थायरॉइड और त्वचा समस्याएँ

थायरॉइड हॉर्मोन शरीर की विभिन्न शारीरिक क्रियाओं में महत्वपूर्ण भूमिका निभाता है। यह बालों की बढ़त, त्वचा की मोटाई और त्वचा मे तेल (sebum) बनने की प्रक्रिया को नियंत्रित करता है।

जब थायरॉइड हॉर्मोन बहुत ज़्यादा बनता है या बहुत कम बनता है—जैसे ओवरएक्टिव या अंडरएक्टिव थायरॉइड में—तब त्वचा में कई तरह के बदलाव दिखाई दे सकते हैं। कौन-सी समस्या होगी, यह थायरॉइड की बीमारी के प्रकार पर निर्भर करता है।

## हाइपोथायरॉइडिज़्म (थायरॉइड कम होने पर)

थायरॉइड कम होने से होने वाली मुख्य त्वचा समस्याएँ निम्नलिखित हैः

**1. मिक्सीडेमा (त्वचा फूल जाना):** इसमें शरीर में कुछ पदार्थ (हायलूरोनिक एसिड और कोंड्रोइटिन सल्फेट) ज़्यादा जमा हो जाते हैं। ये त्वचा की अंदर वाली परत में इकट्ठा होकर त्वचा को सूजी हुई और मोटी बना देते हैं। यह जमा पदार्थ खासकर बालों की जड़ों और त्वचा की नसों के आसपास होता है। कभी-कभी यह कोलेजन को भी प्रभावित कर सकता है और कोलेजन को कमजोर बना सकता है।

**2. हाथ-पैर ठंडे रहना:** शरीर का तापमान कम हो जाता है। त्वचा की रक्त-नलियाँ सिकुड़ जाती हैं, जिससे हाथ-पैर हमेशा ठंडे महसूस होते हैं।

**3. बहुत ज़्यादा सूखी त्वचा:** पसीना बनाने वाली ग्रंथियाँ ठीक से काम नहीं करती। इसलिए त्वचा बहुत सूखी हो जाती है। गंभीर स्थिति में पसीना आना लगभग बंद हो सकता है। हाथों और पैरों की त्वचा बहुत मोटी और खुरदरी हो जाती है—इसे Keratoderma कहा जाता है।

## हाइपोथायरॉइडिज़्म में त्वचा और बालों में बदलाव

- **कैरोटिनेमिया:** हथेलियों और पैरों में पीला-पीला रंग दिखना। यह शरीर में कैरोटीन स्तर बढ़ने के कारण होता है।

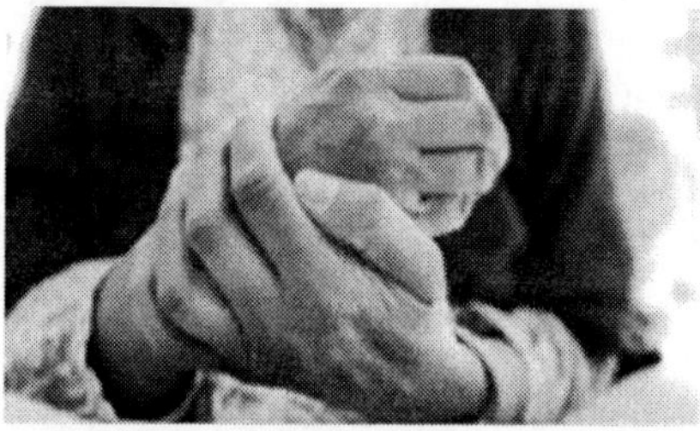

- **बालों का धीमा बढ़ना, रूखे व टूटने वाले बाल, और शरीर के बाल कम होना:** बाल सूखे और खुरदरे इसलिए हो जाते हैं, क्योंकि शरीर में सेबम (Sebum) कम बनता है।
- **मैडरोसिस:** भौहों के बाहरी हिस्से (Outer third) के बाल झड़ जाना।
- **नाखून:** नाखून पतले, कमजोर, आसानी से टूटने वाले और धीरे बढ़ने वाले हो जाते हैं।
- **घाव भरने में देरी:** थायरॉइड हार्मोन कम होने पर शरीर की हीलिंग क्षमता कम हो जाती है।
- **हाइपोहीड्रोसिस (Hypohydrosis):** पसीना बहुत कम आना या नहीं आना।
- **जेरोसिस (Xerosis):** 57-59% मरीजों में त्वचा बहुत सूखी, खुरदरी और परतदार हो जाती है। त्वचा की नमी कम हो जाती है और उस पर सफेद-सफेद परतें दिखने लगती हैं।

## हाइपरथायरॉइडिज़्म में त्वचा और बालों में बदलाव

- **मुलायम, पतली, गर्म और नर्म त्वचा:** त्वचा की ऊपरी परत पतली हो जाती है और नमी अच्छी रहती है।
- त्वचा में रक्त प्रवाह बढ़ने से चेहरा, कोहनी और हथेलियाँ लाल और गर्म महसूस हो सकती हैं (Palmar Erythema)।
- **पतले और मुलायम बाल:** बाल बहुत नरम और पतले हो जाते हैं। कई बार बिना निशान वाली हेयर लॉस (hair loss) भी हो सकती है।
- **प्लमर के नाखून:** नाखून आगे की तरफ से उठे हुए दिखाई देते हैं, यानी नेल बेड से ऊपर उठे हुए।
- **टेलेंजेक्टेसिया (Telangiectasia):** त्वचा में छोटे-छोटे लाल धागे जैसे रेखाएँ दिखना, जो छोटे रक्त वाहिकाओं के फैलने के कारण होता है।
- **हाइपरहाइड्रोसिस (Hyperhidrosis):** इसमें शरीर से जरूरत से ज़्यादा पसीना निकलता है। यह समस्या ज़्यादातर हाथों की हथेलियों और पैरों के तलवों पर दिखाई देती है।
- **कोमल, लाल–भूरे उभार (Nodules):** ये छोटे दर्द वाले उभार होते हैं, जो आमतौर पर पिंडलियों और पैरों पर दिखाई देते हैं।
- **बालों का जल्दी सफेद होना:** थायरॉइड की समस्या में कुछ लोगों में बाल समय से पहले सफेद होने लगते हैं। बालों में रंग (पिगमेंट) कम होने लगता है, जो एक शुरुआती लक्षण हो सकता है।

# थायरॉइड और आँखों की बीमारी

थायरॉइड आई डिज़ीज़ (TED) एक ऐसी आँखों की समस्या है, जिसमें आँखों के आसपास सूजन (इन्फ्लेमेशन) होती है, जिससे आँखों में देखने में समस्या हो सकती है। इसमें आँख के आसपास की मांसपेशियाँ, और अन्य टिश्यू प्रभावित होते हैं। आँखें बाहर की तरफ उभर आती है।

TED एक ऑटोइम्यून बीमारी है — यानी आपकी खुद की इम्यून सिस्टम आपके शरीर पर ही हमला करती है और आपके cells को नुक्सान पहुँचाती है।

TED के दो चरण होते हैं:

1. एक्टिव या इन्फ्लेमेटरी फेज (सूजन वाला चरण)।
2. स्टेबल फेज (स्थिर अवस्था)।

एक्टिव फेज कुछ महीनों से लेकर 3 साल तक रह सकता है। इसके बाद स्टेबल फेज शुरू होता है, जब सूजन कम हो जाती है।

TED अक्सर उन लोगों में देखा जाता है जिन्हें Graves' disease (ग्रेव्स बीमारी) होती है। लगभग 25 प्रतिशत (चार में से एक) ग्रेव्स बीमारी वाले लोगों को TED हो सकता है। कभी-कभी यह बिना ग्रेव्स बीमारी के भी हो सकता है, लेकिन बहुत कम।

## TED से कौन प्रभावित होता है?

थायरॉइड आई डिज़ीज़ महिलाओं में अधिक होती है।

TED की औसत पहचान 40 साल से अधिक आयु के मरीजो में देखने को मिलती है, लेकिन इससे पहले या बाद में भी इसके होने की सम्भावना हो सकती है।

आप में TED होने की सम्भावना अधिक है यदि आपके खून में थायरॉइड एंटीबॉडीज़ का स्तर अधिक है।

## थायरॉइड आई डिज़ीज़ के लक्षण क्या हैं?

थायरॉइड आई डिज़ीज़ के लक्षणः

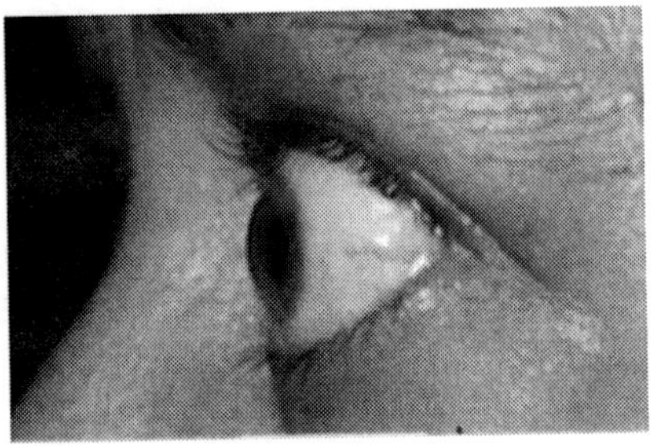

- आँखों में सूखापन (dryness)।
- आँखों में किरकिराहट या रेत जैसा महसूस होना (irritation)।
- आँखों से पानी आना।
- आँखें लाल होना।
- आँखों का बाहर की और उभर आना (प्रॉप्टोसिस)।
- चीजें दो-दो दिखाई देना (डबल विजन)।
- आँखें पूरी तरह बंद करने में दिक्कत, जिससे कॉर्निया पर घाव हो़ सकता है।
- आँखों के पीछे दर्द और आँखें घुमाने पर दर्द।

ये लक्षण आमतौर पर दोनों आँखों में होते हैं, लेकिन कभी-कभी सिर्फ एक आँख में भी दिखाई दे सकते हैं।

## क्या थायरॉइड आई डिज़ीज़ संक्रामक है?

नहीं। थायरॉइड आई डिज़ीज़ संक्रामक नहीं है। आप इसे किसी से पकड़ नहीं सकते, और न ही किसी और को दे सकते हैं।

## जाँच और टेस्ट

थायरॉइड आई डिज़ीज की जाँच कैसे होती है?

आँखों के डॉक्टर आपकी आँखों और पलकें देखकर एक सामान्य आँख की जाँच करेंगे। अगर डॉक्टर को शक हुआ कि आपको थायरॉइड आई डिज़ीज है, तो वे आपके खून की जाँच करवाएंगे ताकि पता चले किः

- थायरॉइड हार्मोन स्तर सही हैं या नहीं।
- एंटीबॉडी बहुत ज़्यादा हैं या कम।
- इसके अलावा, डॉक्टर अन्य टेस्ट भी करवा सकते हैं, जैसे—
  - आँखों का अल्ट्रासाउंड,
  - आँखों का सीटी स्कैन (CT Scan),
  - आँखों का एमआरआई (MRI),

## थायरॉइड आई डिज़ीज (TED) के लिए जीवनशैली में बदलाव और घरेलू उपाय

- सबसे जरूरी lifestyle बदलाव धूम्रपान छोड़ना है।
- धूम्रपान करने से TED होने का खतरा 7-8 गुना बढ़ जाता है और बीमारी का सक्रिय (सूजन वाला) समय ज़्यादा लंबा चलता है।
- धूम्रपान से TED के इलाज पर भी असर कम हो जाता है।

आप अपनी आँखों को आराम देने के लिए यह उपाय कर सकते हैं:

- आँखों पर ठंडी पट्टी (cool compress) लगाना।
- सनग्लास पहनना।
- सोते समय सिर को शरीर से थोड़ा ऊँचा रखना।
- सोते समय पलकों को tape से बंद रखना (क्योंकि आँखें पूरी तरह बंद न होने पर बहुत dryness और cornea को नुकसान हो सकता है)।
- डबल विजन कम करने के लिए प्रिज़्म वाले चश्मे पहनना।
- एक आँख पर पैच लगाना (cover कर लेना) ताकि डबल विजन कम हो।

अपने thyroid hormone को सामान्य रखने के लिए डॉक्टर की सलाह मानें और नियमित रूप से thyroid टेस्ट कराते रहें।

## TED का सर्जरी से उपचार

1. **Eyelid Surgery (पलकों की सर्जरी)**: TED में पलके कड़ी हो सकती हैं—ऊपरी पलक नीचे नहीं आती और निचली पलक ऊपर उठ जाती है। इससे cornea को नुकसान हो सकता है। यह सर्जरी पलकों की स्थिति ठीक करके cornea की सुरक्षा बढ़ाती है।
2. **Eye Muscle Surgery (आँख की मांसपेशियों की सर्जरी)**: डॉक्टर आपकी आँखों की मांसपेशियों की सर्जरी का सुझाव दे सकते हैं ताकि दो-दो दिखाई देना (double vision) ठीक हो सके। कभी-कभी एक से ज़्यादा सर्जरी करनी पड़ती है।
3. **Orbital Decompression Surgery (ऑर्बिटल डिकम्प्रेशन सर्जरी)**: यह सर्जरी आँख के पीछे की जगह (eye socket) को बड़ा करके या अतिरिक्त टिश्यू हटाकर optic nerve पर दबाव कम करती है। इससे आँख पर भार कम होता है और

आँख बाहर की ओर निकली हुई है, तो सुधार आता है। अगर सर्जरी की जरूरत हो, तो ज़्यादातर डॉक्टर पहले orbital decompression करते हैं।

# थायरॉइड और गर्भावस्था

थायरॉइड हार्मोन आपके बच्चे के दिमाग और नर्वस सिस्टम (तंत्रिका तंत्र) के सही विकास के लिए बहुत जरूरी है।

- पहली तिमाही (पहले 3 महीने) में बच्चा थायरॉइड हार्मोन के लिए पूरी तरह माँ पर निर्भर होता है। यह हार्मोन प्लेसेंटा के जरिए बच्चे तक पहुँचता है।
- लगभग 12 हफ्तों पर, बच्चे का अपना थायरॉइड काम करना शुरू करता है, लेकिन 18-20 हफ्तों तक वह पर्याप्त मात्रा में हार्मोन नहीं बना पाता।
- गर्भावस्था के दो हार्मोन—hCG और एस्ट्रोजन—खून में थायरॉइड हार्मोन का स्तर बढ़ा देते हैं।

गर्भावस्था में थायरॉइड की समस्या का पता लगाना कभी-कभी मुश्किल हो सकता है, क्योंकि प्रेग्नेंसी में भी कई लक्षण वैसे ही होते हैं, जैसे थायरॉइड की समस्या में होते हैं।

## गर्भावस्था में हाइपरथायरॉइडिज़्म (Hyperthyroidism)

हाइपरथायरॉइडिज़्म (थायरॉइड का ज़्यादा सक्रिय होना) के कुछ लक्षण सामान्य गर्भावस्था में भी दिखाई दे सकते हैं, जैसे:

- दिल की धड़कन तेज़ होना।

- गर्मी अधिक लगना और जल्दी थकान।
- तेज़ और अनियमित दिल की धड़कन।
- हाथों में कंपन या कांपना।

## गर्भावस्था में हाइपरथायरॉइडिज़्म क्यों होता है?

गर्भावस्था में हाइपरथायरॉइडिज़्म ज़्यादातर ग्रेव्स बीमारी (Graves' disease) की वजह से होता है। यह एक ऑटोइम्यून बीमारी है। इसमें शरीर की रोग-प्रतिरोधक प्रणाली (Immune system) ऐसे एंटीबॉडी बनाती है जो थायरॉइड ग्रंथि को जरूरत से ज़्यादा काम करने के लिए उकसाते हैं। इस एंटीबॉडी को TSI (Thyroid-stimulating Immunoglobulin) कहा जाता है।

- ग्रेव्स बीमारी गर्भावस्था में पहली बार दिख सकती है।
- अगर पहले से ग्रेव्स बीमारी है, तो गर्भावस्था के दूसरे और तीसरे तिमाही में लक्षण थोड़ा कम हो सकते हैं।
- गर्भावस्था के बाद के महीनों में शरीर की इम्यून सिस्टम की गतिविधि कम हो जाती है, जिससे TSI भी कम बनता है और लक्षणों में सुधार होता है।

बच्चे के जन्म के बाद पहले कुछ महीनों में बीमारी फिर से बढ़ सकती है, क्योंकि TSI स्तर फिर बढ़ने लगता है। बहुत अधिक थायरॉइड हॉर्मोन बनने से माँ और बच्चे दोनों की सेहत पर बुरा असर पड़ सकता है।

## हाइपरथायरॉइडिज़्म गर्भावस्था को कैसे प्रभावित करता है?

अगर गर्भावस्था में हाइपरथायरॉइडिज़्म का इलाज न किया जाए, तो ये समस्याएँ हो सकती हैं:

- गर्भपात (Miscarriage)
- समय से पहले बच्चे का जन्म (Premature birth)

- बच्चे का कम वजन (Low birthweight)
- प्री-एक्लेम्प्सिया—गर्भावस्था के अंतिम महीनों में खतरनाक रूप से हाई ब्लड प्रेशर
- थायरॉइड स्टॉर्म—यह थायरॉइड के लक्षणों का अचानक और बहुत तेज़ बढ़ जाना है
- कंजेस्टिव हार्ट फेल्योर—दिल के काम करने की क्षमता कम होना
- कभी-कभी, ग्रेव्स' डिज़ीज से बनने वाली एंटीबॉडी बच्चे की थायरॉइड ग्रंथि को भी प्रभावित कर सकती है, जिससे बच्चा ज़्यादा थायरॉइड हार्मोन बनाने लगे

अगर आपका हाइपरथायरॉइडिज़्म रेडियोएक्टिव आयोडीन उपचार या सर्जरी से ठीक हो गया है और थायरॉइड को हटा दिया गया है, फिर भी शरीर TSI एंटीबॉडी बना सकता है। जब यह एंटीबॉडी खून में ज़्यादा हो, तो यह गर्भ में पल रहे बच्चे तक पहुँच सकती है। जैसे यह आपकी थायरॉइड ग्रंथि को ज़्यादा हार्मोन बनाने के लिए मजबूर करती थी, वैसे ही यह आपके बच्चे की थायरॉइड को भी ज़्यादा हार्मोन बनाने पर मजबूर कर सकती है।

## गर्भावस्था में हाइपोथायरॉइडिज़्म के लक्षण क्या हैं?

हाइपोथायरॉइडिज़्म के लक्षण प्रेग्नेंसी वाली महिलाओं में लगभग वही होते हैं जैसे दूसरों में होते हैं:

- बहुत ज़्यादा थकान,
- ठंड ज़्यादा लगना,
- मांसपेशियों में दर्द या ऐंठन,
- कब्ज की समस्या, और
- याददाश्त या ध्यान कम होना।

## गर्भावस्था में हाइपोथायरॉइडिज़्म का कारण क्या है?

अधिकतर मामलों में हाशिमोटो रोग इसका मुख्य कारण होता है। हाशिमोटो एक ऑटोइम्यून बीमारी है, जिसमें शरीर की प्रतिरक्षा प्रणाली (इम्यून सिस्टम) थायरॉइड पर हमला करने वाली एंटीबॉडी बनाती है। इससे थायरॉइड में सूजन, क्षति और हार्मोन बनाने की क्षमता में कमी हो जाती है।

## हाइपोथायरॉइडिज़्म माँ और बच्चे को कैसे प्रभावित कर सकता है?

अगर गर्भावस्था में हाइपोथायरॉइडिज़्म का इलाज न हो, तो ये समस्याएँ हो सकती हैं:

- प्री-एक्लेम्पसिया—गर्भावस्था के आखिरी महीनों में खतरनाक रूप से ब्लड प्रेशर बढ़ना,
- एनीमिया,
- गर्भपात,
- बच्चे का कम वजन,
- मृत शिशु का जन्म, और
- कभी-कभी हृदय की गंभीर समस्या।

ये समस्याएँ ज़्यादातर तब होती हैं जब हाइपोथायरॉइडिज़्म बहुत ज़्यादा बढ़ा हुआ हो।

थायरॉइड हार्मोन बच्चे के दिमाग और नर्वस सिस्टम (तंत्रिका तंत्र) के लिए बहुत जरूरी होते हैं। इसलिए अगर हाइपोथायरॉइडिज़्म का इलाज न किया जाए—खासकर पहले तीन महीने में—तो यह बच्चे की IQ कम कर सकता है और उसके सामान्य विकास में दिक्कतें ला सकता है।

अगर आप हाइपोथायरॉइडिज़्म की दवा लेती हैं, तो गर्भावस्था के दौरान दवा की मात्रा (dose) को बढ़ाया जाता है।

# थायरॉइड और बांझपन

## थायरॉइड समस्याएँ आपकी फर्टिलिटी को कैसे प्रभावित करती है?

हाइपोथायरॉइडिज़्म (थायरॉइड कम होना) और हाइपरथायरॉइडिज़्म (थायरॉइड ज़्यादा होना)—दोनों ही आपकी फर्टिलिटी को नुकसान पहुँचा सकते हैं।

- इससे गर्भधारण करने में कठिनाई हो सकती है।
- गर्भ को पूरा समय तक रखने में समस्या हो सकती है।
- यदि आपको ऑटोइम्यून थायरॉइड रोग है (एंटीबॉडीज मौजूद हैं), तो यह भी आपकी फर्टिलिटी को प्रभावित कर सकता है, चाहे आपका थायरॉइड कम हो या ज़्यादा।
- असामान्य TSH लेवल ओव्यूलेशन में बाधा डालते हैं।
- इस वजह से मासिक चक्र का ल्यूटियल फेज (ओव्यूलेशन के बाद का समय) गड़बड़ा जाता है।

## इस पर प्रोजेस्टेरोन का बड़ा असर होता है।

यदि थायरॉइड का इलाज ठीक से नहीं हो रहा है, तो प्रोजेस्टेरोन सही मात्रा में नहीं बनता, जिससेः

- गर्भ ठहरने में कठिनाई।

- एम्ब्रियो का गर्भाशय में नहीं लग पाना।
- शुरुआती गर्भपात का जोखिम बढ़ सकता है।

## प्रोजेस्टेरोन कम होने या ठीक से काम न करने के संकेत

- पीरियड का समय बहुत छोटा या बहुत लंबा होना।
- पीरियड में सामान्य से ज़्यादा या कम ब्लीडिंग।

पुरुषों में भी थायरॉइड फर्टिलिटी को प्रभावित करता है। फर्टिलिटी सिर्फ महिलाओं की समस्या नहीं है।

## पुरुषों में थायरॉइड खराब होने से

- स्पर्म की गुणवत्ता खराब होती है।
- स्पर्म की गति (motility) कम होती है।
- स्पर्म का अंडे (ovum) तक पहुँचकर उसे फर्टिलाइज़ करना मुश्किल हो जाता है।

## लाइफस्टाइल में बदलाव

- विटामिन D आपकी थायरॉइड ग्रंथि को स्वस्थ रखने में मदद करता है। कुछ नई स्टडीज में पाया गया है कि विटामिन D थायरॉइड एंटीबॉडीज को कम करने में भी मदद कर सकता है। अगर आपको धूप से पर्याप्त विटामिन D नहीं मिल रहा है, तो इसकी सप्लिमेंट के रूप में गोलियाँ आसानी से मिल जाती हैं।
- सेलेनियम थायरॉइड के लिए एक और जरूरी पोषक तत्व है। ब्राज़ील नट्स (Brazil nuts) सेलेनियम का बहुत अच्छा स्रोत है।

# थायरॉइड और यौन समस्याएँ

सेक्सुअल इंटिमेसी किसी भी रिश्ते का एक अहम हिस्सा है। सेक्स से जुड़ी कमी या समस्याएँ रिश्तों में दूरी, तनाव और परिवार में परेशानियाँ पैदा कर सकती हैं। यह केवल रिश्ते को ही नहीं बल्कि व्यक्ति के आत्मविश्वास को भी प्रभावित करती है। कई बार यह किसी गंभीर स्वास्थ्य समस्या, जैसे थायरॉइड, का संकेत भी हो सकता है।

थायरॉइड हार्मोन आपके शरीर में ऊर्जा के उपयोग को नियंत्रित करते हैं। अगर थायरॉइड हार्मोन कम हो जाए तो शरीर की कई प्रक्रियाएँ धीमी हो जाती हैं। इससे सेक्स की इच्छा (sex drive) कम हो सकती है।

हाइपोथायरॉइडिज़्म (थायरॉइड कम होना) के आम लक्षण—जैसे थकान और वजन बढ़ना—भी सेक्स की इच्छा कम कर सकते हैं।

हाइपोथायरॉइडिज़्म में प्रोलैक्टिन हार्मोन बढ़ सकता है, जो सेक्स ड्राइव को और कम कर देता है।

## थायरॉइड का यौन जीवन पर प्रभाव

हाइपोथायरॉइडिज़्म के लक्षण, जैसे—

- वजन बढ़ना।
- पीरियड्स का अनियमित या अधिक होना।
- बालों का झड़ना।

ये सभी परेशानियाँ व्यक्ति को शारीरिक और मानसिक रूप से असहज महसूस करा सकती हैं। एक और महत्वपूर्ण लेकिन अक्सर न बताई जाने वाली समस्या है—सेक्सुअल डिस्फंक्शन (यौन समस्या) या सेक्स की इच्छा कम होना। कम थायरॉइड वाली महिलाओं में यह समस्या बहुत आम है।

## Painful सेक्स

जब थायरॉइड हार्मोन का स्तर जरूरत से ज़्यादा हो जाता है, तो यह योनि में सूखापन पैदा कर सकता है। योनि का सूखापन (vaginal dryness) सेक्स के दौरान दर्द का कारण बन सकता है जिससे सेक्स में रुचि कम हो जाती है। यह भी थायरॉइड रोग का एक लक्षण है।

## टेस्टोस्टेरोन में कमी

अगर आपको थायरॉइड की समस्या है, तो आपका टेस्टोस्टेरोन कम हो सकता है। थायरॉइड समस्या से आपकी सेक्स इच्छा (libido) भी कम हो सकती है। टेस्टोस्टेरोन को भले ही "पुरुषों का हार्मोन" कहा जाता है, लेकिन यह पुरुष और महिलाएँ, दोनों बनाते हैं। दोनों के शरीर में यह हार्मोन सेक्स ड्राइव को प्रभावित करता है।

## वीर्य स्खलन (Ejaculation) की समस्याएँ

पुरुषों में थायरॉइड की समस्या होने पर स्खलन (discharge) जल्दी या देर से हो सकता है। हाइपोथायरॉइडिज़्म में स्खलन अक्सर देर से होता है। हाइपरथायरॉइडिज़्म में स्खलन जल्दी हो जाता है। यह थायरॉइड हार्मोन की गड़बड़ी के कारण होता है।

## इरेक्टाइल डिस्फंक्शन (ED)

थायरॉइड हार्मोन में असंतुलन होने से पुरुषों के लिए इरेक्शन

लाना या बनाए रखना मुश्किल हो सकता है। यह समस्या खासकर हाइपोथायरॉइडिज़्म वाले पुरुषों में आम है। कई अध्ययनों में देखा गया है कि–

- हाइपोथायरॉइड मरीजों में Sexual Dysfunction अधिक देखने को मिलता है।
  पुरुषः 59-63%
  महिलाएँः 22-46%
- हाइपरथायरॉइड मरीजों में इसका incidence
  पुरुषः 48-77%
  महिलाएँः 44-60%

### थायरॉइड से जुड़ी मुख्य यौन समस्याएँ

- महिलाओं में योनि का सूखापन।
- सेक्स की इच्छा कम होना।
- पुरुषों में इरेक्टाइल डिस्फंक्शन (ED)।

# अक्सर पूछे जाने वाले प्रश्न (FAQs)

### क्या सिर्फ महिलाओं को ही थायरॉइड की समस्या होती है?

थायरॉइड की बीमारियाँ महिलाओं में पुरुषों की तुलना में ज़्यादा पाई जाती हैं। इसका कारण कई थायरॉइड रोगों का ऑटोइम्यून बिमारी (Autoimmune Disease) होना है।

हाइपोथायरॉइडिज़्म और थायरॉइड नोड्यूल्स प्री और पोस्ट मेनोपॉजल (मेनोपॉज से पहले और बाद) महिलाओं में ज़्यादा दिखते हैं। गर्भावस्था (प्रेग्नेंसी) में भी शरीर में हार्मोनल बदलाव होते हैं, जिससे थायरॉइड की समस्याएँ हो सकती हैं।

### क्या थायरॉइड की समस्या हमेशा वंशानुगत (जेनेटिक) होती है?

वैज्ञानिकों ने कुछ ऐसे जीन (gene variants/mutations) खोजे हैं जो थायरॉइड बीमारियों से जुड़े होते हैं। कहा जाता है कि थायरॉइड हार्मोन का लगभग 65 प्रतिशत उत्पादन जेनेटिक्स पर निर्भर कर सकता है। अगर परिवार में किसी को थायरॉइड की समस्या रही है, तो आपके लिए भी इसका जोखिम बढ़ जाता है।

### क्या सभी थायरॉइड मरीजों का वजन बढ़ता है?

हाइपोथायरॉइडिज़्म में शरीर की BMR (Basal Metabolic Rate) कम हो जाती हैं, जिससे वजन बढ़ सकता है। अगर थायरॉइड बहुत कम

हार्मोन बनाता है, तो वजन बढ़ने की संभावना ज़्यादा होती है, खासकर गंभीर हाइपोथायरॉइडिज़्म में।

कमजोर थायरॉइड हार्मोन स्तर अक्सर वजन बढ़ने का संकेत होते हैं, जिसे हाइपोथायरॉइडिज़्म कहते हैं।

इसके उलट, अगर थायरॉइड जरूरत से ज़्यादा हार्मोन बनाता है, तो वजन कम भी हो सकता है। इसे हाइपरथायरॉइडिज़्म कहते हैं।

## क्या TSH थायरॉइड की कार्यक्षमता का अच्छा संकेतक है?

कभी-कभी TSH कम होने का कारण पिट्यूटरी ग्लैंड की समस्या हो सकती है। इससे TSH बनाने में कमी हो जाती है (इसे सेंट्रल हाइपोथायरॉइडिज़्म कहते हैं)।

ज़्यादातर स्वस्थ लोगों में, नॉर्मल TSH का मतलब होता है कि थायरॉइड ठीक से काम कर रहा है।

## क्या हाइपोथायरॉइडिज़्म ही एकमात्र थायरॉइड बीमारी है?

नहीं। थायरॉइड की दो मुख्य समस्याएँ हैं:

1. हाइपोथायरॉइडिज़्म (थायरॉइड कम काम करना)।
2. हाइपरथायरॉइडिज़्म (थायरॉइड ज़्यादा काम करना)।

इन दोनों का कारण कई अलग-अलग बीमारियाँ या स्थितियाँ हो सकती हैं।

हाइपोथायरॉइडिज़्म होने के कारणों में शामिल है:

## थायरॉइडाइटिस

यह थायरॉइड की सूजन होती है। थायरॉइड ग्रंथि के असर को ये Antibodies कम कर देती हैं।

थायरॉइड को सिर्फ lifestyle से पूरी तरह ठीक नहीं किया जा सकता, लेकिन दवाओं और अच्छे जीवन-शैली बदलाव से इसे नियंत्रण में रखा जा सकता है:

- डॉक्टर द्वारा दी गई दवाएँ लें।
- संतुलित आहार खाऐं।
- योग करें।
- रोजाना व्यायाम करें।
- तनाव कम करने की तकनीकें अपनाएँ, जैसे डीप ब्रीदिंग।

## क्या थायरॉइड समस्याओं में हमेशा स्पष्ट लक्षण दिखाई देते हैं?

थायरॉइड की समस्या धीरे-धीरे कई सालों में विकसित होती है। शुरू-शुरू में थकान, वजन बढ़ना जैसे हल्के लक्षण महसूस हो सकते हैं, जिन्हें लोग अक्सर उम्र बढ़ने का असर समझ लेते हैं। लेकिन जैसे-जैसे मेटाबॉलिज़्म और धीमा होता जाता है, लक्षण ज़्यादा स्पष्ट दिखने लगते हैं।

# थायरॉइड में क्या करें और क्या न करें

## क्या करें (Do's)

### 1. थायरॉइड की जाँच नियमित रूप से कराएं

थायरॉइड लेवल की जाँच समय-समय पर करवाना जरूरी है। हमेशा सुबह खाली पेट TSH टेस्ट करवाएं। कई बार डॉक्टर सिर्फ ब्लड टेस्ट पर निर्भर हो जाते हैं और थायरॉइड की समस्या को नजरअंदाज कर देते हैं, जिससे कई लोग डायग्नोज़ नहीं हो पाते। इसलिए अपने डॉक्टर से लक्षणों के बारे में खुलकर बात करें और सही जानकारी लें।

### 2. अच्छी हाइड्रेशन बनाए रखें

दिनभर पर्याप्त पानी पीएँ।

### 3. सेलेनियम, टायरोसीन और एंटीऑक्सिडेंट से भरपूर भोजन खाएँ

- सेलेनियम वाले खाद्य पदार्थः सीफूड, नट्स, ब्राजील नट्स, किडनी, लीवर।
- टायरोसीन वाले खाद्य पदार्थः बादाम, तिल, ओट्स।
- एंटीऑक्सिडेंट वाले खाद्य पदार्थः ताजी सब्जियाँ और फल।

ये सभी खाद्य पदार्थ सूजन कम करते हैं और शरीर को स्वस्थ रखते हैं।

## क्या न करें (Don'ts)

### 1. धूम्रपान और शराब से दूर रहें

थायरॉइड के मरीज अगर स्मोकिंग या शराब का सेवन करते हैं, तो इसे तुरंत बंद कर दें। शराब शरीर पर डिप्रेसेंट का काम करती है और थायरॉइड को बिगाड़ सकती है।

### 2. चीनी और कैफीन से दूरी रखें

कैफीन शरीर में तनाव बढ़ा सकता है, और चीनी भी ऐसा ही करती है। थोड़ी मात्रा में कैफीन लेना ठीक है क्योंकि यह सूजन को कम करने में मदद करती है और रक्त वाहिकाओं को खोलती है। लेकिन यदि आप ज़्यादा कैफीन लेते हैं, तो यह पिट्यूटरी ग्रंथि द्वारा बनने वाले TSH स्तर को बिगाड़ सकती है। इसलिए कैफीन का सेवन सीमित रखें।

### 4. खुद से दवा न लें

अक्सर थायरॉइड के मरीज अपने शरीर में होने वाले बदलावों को समझ नहीं पाते। इसलिए वे इंटरनेट पर जानकारी ढूंढने लगते हैं। इंटरनेट पर कई तरह की बातें लिखी होती हैं, जिससे मरीज भ्रमित हो जाते हैं और शरीर में होने वाली हर समस्या को थायरॉइड से जोड़ने लगते हैं। इसलिए कोई भी दवा खुद से शुरू न करें। हमेशा डॉक्टर की सलाह लें।

# थायरॉइड में पोषण चिकित्सा

## हाइपोथायरॉइडिज़्म (Hypothyroidism) में क्या खाएँ और क्या न खाएँ

| क्या खाएँ | क्या न खाएँ |
|---|---|
| पूरे अंडे, मछली, केकड़ा, झींगा, सार्डिन, सैल्मन, लीवर और अन्य ऑर्गन मीट | फास्ट-फूड |
| दूध और डेयरी उत्पाद—दूध, पनीर, दही | बहुत नमकीन, प्रोसेस्ड फूड, मीठे स्नैक्स, केक, पेस्ट्री, आइसक्रीम |
| अनाज और ब्राजील नट्स, सूखी दालें—राजमा, मसूर, चना आदि | ज़्यादा शराब और सोया आधारित फूड |
| नट्स—पाइन-नट्स, अखरोट, बादाम, पिस्ता | क्रूसीफेरस सब्जियाँ—ब्रोकली, पत्तागोभी, ब्रस्प्राउट्स, फूलगोभी |

## हाइपरथाइरॉइडिज़्म (Hyperthyroidism) में क्या खाएँ और क्या न खाएँ

| क्या खाएँ | क्या न खाएँ |
|---|---|
| बिना आयोडीन वाला नमक | कॉफी और चाय |
| अंडे की सफेदी | कुछ फल : आड़ू, नाशपाती, स्ट्रॉबेरी |
| ताजे या डिब्बाबंद फल | मछली, सीवीड और सुसी |

(क्रमशः)

| क्या खाएँ | क्या न खाएँ |
|---|---|
| नट्स, ब्रेड, ओट्स ,आलू, शहद | पनीर, अंडे की जर्दी, आयोडीन वाला नमक |
| बांस की कोपलें, बीज, साबुत अनाज, मशरूम, चना, मांस | सोया दूध, सोया सॉस, सोया |
| हरी पत्तेदार सब्जियाँ, ब्रोकली, ब्रसेल्स, स्प्राउट्स, फूलगोभी, केल, सरसों, पालक | |
| सफेद बीन्स, भिन्डी | |

## गॉयट्रोजेन्स (Goitrogens)

- क्रूसीफेरस सब्जियाँ, जैसे ब्रोकली, फूलगोभी, पत्तागोभी—इनमें गोइट्रिन नाम का एक तत्व होता है। जब इन सब्जियों को काटा या पकाया जाता है, तो गोइट्रिन बनता है, जो थायरॉइड हार्मोन बनने की प्रक्रिया को कम कर सकता है। लेकिन यह समस्या ज़्यादातर तब होती है जब शरीर में आयोडीन की कमी भी हो। इन सब्जियों को पकाने से गोइट्रिन की मात्रा काफी कम हो जाती है, इसलिए पकाकर खाने पर नुकसान बहुत कम रहता है।
- सोया (Soya) भी एक संभावित गॉयट्रोजन है। यह थायरॉइड दवाओं के अवशोषण (absorption) में बाधा डाल सकता है। इसलिए जिन लोगों को हल्का हाइपोथायरॉइडिज़्म है, उनके लिए सोया अधिक लेने से समस्या बढ़ सकती है। सोया में मौजूद Isoflavones थायरॉइड हार्मोन बनने की प्रक्रिया को कम कर सकते हैं।
- फ्लेवोनॉइड्स (Flavonoids)—ये फल, सब्जियों और चाय में पाए जाते हैं।

ये एंटीऑक्सीडेंट होते हैं और दिल के लिए फायदेमंद भी। लेकिन इनकी ज़्यादा मात्रा थायरॉइड फंक्शन को दबा सकती है।

**यह कैसे असर करते हैं?**

- ये TSH के मेटाबॉलिज़्म में हस्तक्षेप करते हैं।
- शरीर में T4 हार्मोन का स्तर कम करते हैं।
- T4 से T3 में बदलने की प्रक्रिया को धीमा कर देते हैं।

यह Thyroid Peroxidase (TPO) नामक एंजाइम को कम करते हैं, जो थायरॉइड हार्मोन बनाने में बहुत जरूरी है।

इसका नतीजा—T3 और T4 हार्मोन कम, TSH बढ़ जाता है।

# थायरॉइड के लिए आधुनिक दवाएँ

## कुछ दवाएँ हैं जो थायरॉइड पर असर डाल सकती हैं

- **एमियोडारोन:** दिल की धड़कन को नियंत्रित करने वाली दवायें थायरॉइड को कम या ज़्यादा काम करने पर मजबूर कर सकती है।
- **लिथियम:** मनोविकारों के लिए इस्तेमाल होती है। अक्सर हाइपोथायरॉइडिज़्म का कारण बनती है।
- **इंटरफेरॉन-अल्फा:** इम्यून थेरैपी में प्रयोग। ऑटोइम्यून थायरॉइडिटिस को ट्रिगर कर सकती है।
- **टायरोसिन किनेज इनहिबिटर्स:** कैंसर की दवाएँ, थायरॉइड फंक्शन को बदल सकती हैं।
- **स्टेरॉयड्स**—लंबे समय तक उपयोग से थायरॉइड की गतिविधि घट सकती है।

यदि आप इनमें से कोई भी दवा ले रहे हैं और थायरॉइड की चिंता है, तो डॉक्टर से फॉलो-अप करवाना अच्छा रहेगा।

## नई दवाएँ

GLP-1 ड्यूल एगोनिस्ट (dulaglutide) जो वजन घटाने में मदद करती हैं, इसका थायरॉइड पर असर पड़ता है।

## थायरॉइड पर प्रभाव

- कुछ शुरुआती रिसर्च में दिखा है कि GLP-1 एगोनिस्ट थायरॉइड सी.सेल ट्यूमर का रिस्क बढ़ा सकते हैं, खासकर Liraglutide और Exenatide।
- फिर भी, FDA ने GLP-1 एगोनिस्ट पर "ब्लैक बॉक्स" वार्निंग रखी है, क्योंकि रॉडेंट स्टडीज में Medullary Thyroid Carcinoma (MTC) का रिस्क दिखा था। इसलिए अगर आपको या आपके परिवार में MTC या MEN 2 का इतिहास है तो सावधानी बरतें।

## क्या करना चाहिए?

- थायरॉइड नोड्यूल या फंक्शन की निगरानी कराते रहें, खासकर अगर आप GLP-1 एगोनिस्ट ले रहे हैं।
- अगर आप पहले से ही थायरॉइड की दवा (जैसे Levothyroxine) ले रहे हैं, तो डॉक्टर से डोज़ को री-चेक करवाएँ—दवाओं का मेटाबॉलिज़्म पर असर हो सकता है।
- अगर आप वजन घटाने के लिए GLP-1 ड्यूल एगोनिस्ट लेना चाहते हैं और थायरॉइड की कोई हिस्ट्री नहीं है, तो अभी तक का डेटा बताता है कि रिस्क बहुत कम है, लेकिन फिर भी डॉक्टर की निगरानी में रहना बेहतर है।

संक्षेप में, नई GLP-1 ड्यूल एगोनिस्ट थायरॉइड के लिए "ज़्यादा ख़तरा" नहीं दिखाते, पर कुछ सिग्नल्स और ब्लैक बॉक्स वार्निंग के कारण डॉक्टर के साथ मिलकर फॉलो-अप जरूर रखें।

# थायरॉइड के क्षेत्र में हाल के उन्नत बदलाव

आजकल थायरॉइड से जुड़ी नई खोजें व्यक्तिगत उपचार (Personalized Medicine) पर केंद्रित हैं। इसमें हर मरीज के जीन और शरीर की विशेषताओं को देखकर इलाज तय किया जाता है। इससे थायरॉइड कैंसर के लिए नई दवाएँ, बेहतर जाँच तकनीकें और थायरॉइड की सामान्य समस्याओं के लिए भी उन्नत इलाज विकसित हुए हैं।

- **जाँच और इमेजिंग में नई प्रगति**

### 1. मॉलिक्यूलर टेस्टिंग

अब थायरॉइड गाँठों (nodules) की जाँच के लिए FNA (सूई द्वारा नमूना) के बाद जीन और DNA की जाँच की जाती है।

जैसे ThyroSeq v3, Gene Expression Classifiers (GEC) इससे पता चलता है कि गाँठ कैंसर है या नहीं। बेकार की सर्जरी से बचा जा सकता है। सही इलाज चुनना आसान होता है।

### 2. एडवांस्ड अल्ट्रासाउंड

हाई-रेजोल्यूशन अल्ट्रासाउंड पहले से ही जरूरी है।

## नई तकनीकें

**Elastography**—टिश्यू की कठोरता मापती है।
**CEUS (Contrast&enhanced US)**—गाँठ में खून के प्रवाह को दिखाती है।

### 3. आर्टिफिशियल इंटेलिजेंस (AI)

- AI अब अल्ट्रासाउंड को पढ़ने में मदद करता है।
- डॉक्टरों की गलती की संभावना कम होती है।
- नोड्यूल किस प्रकार का है, यह पहचानना आसान होता है।
- रोबोटिक स्कैनिंग से हर बार एक जैसा परिणाम मिलता है।

### 4. नए बायोमार्कर्स

रक्त में पाए जाने वाले नए मार्कर, जैसे miRNA, lncRNA, circRNA—कैंसर का जल्दी पता लगाने, बीमारी की गंभीरता जानने, इलाज का प्रभाव देखने में मदद कर रहे हैं।

## इलाज में नई प्रगति

### 1. टार्गेटेड कैंसर दवाएँ

थायरॉइड कैंसर के लिए जीन-विशिष्ट दवाएँ एक बड़ा बदलाव हैं।

- RET Inhibitors
- Selpercatinib, Pralsetinib
- RET जीन वाले MTC और PTC में बहुत असरदार
- FDA द्वारा अनुमोदित
- BRAF/MEK Inhibitors
- Dabrafenib + Trametinib

BRAF V600E म्यूटेशन वाले Anaplastic Thyroid Cancer (ATC) में शानदार परिणाम देती है। यह पहले बहुत कठिन इलाज वाली बीमारी थी।

### 2. इम्यूनोथेरेपी कॉम्बिनेशन

Pembrolizumab + Lenvatinib
आक्रामक या खराब तरह के कैंसर में काफी असर दिखा रहे हैं।

## मिनिमली इनवेसिव (कम कट वाले) उपचार

### 1. थर्मल एब्लेशन

- Radiofrequency Ablation (RFA)
- Laser Ablation
- बिना ऑपरेशन के बड़े या लक्षणयुक्त नोड्यूल को छोटा करना। छोटे कैंसर (microcarcinoma) में भी उपयोग पर शोध जारी है।

### 2. बिना निशान वाली सर्जरी

- TOETVA (Transoral Endoscopic Thyroidectomy)
- मुँह के अंदर से सर्जरी—गर्दन पर कोई निशान नहीं।

## हाइपोथायरॉइड और हाइपरथायरॉइड का आधुनिक इलाज

### 1. नई दवा फॉर्म (Formulations)

- Liquid Levothyroxine
- Soft-gel LT4
  पेट की समस्या वाले मरीजों में बेहतर अवशोषण (absorption)।

### 2. LT4 + LT3 कॉम्बिनेशन

- जिन मरीजों को केवल LT4 से आराम नहीं मिलता है, उनके लिए दोनों हॉर्मोन का मिलाजुला इलाज।

- गाइडलाइन में इसे मान्यता मिली है, लेकिन केवल चुने हुए मरीजों में।

- **ग्रेव्स ऑक्थैल्मोपैथी (आँखों की बीमारी)**
    - Teprotumumab
      2020 में मंजूर हुआ।
    - पहली दवा जो मध्यम-से-गंभीर एक्टिव थायरॉइड आई डिज़ीज का इलाज कर सकती है।
    - सर्जरी की आवश्यकता कम करती है।